DE

L'ACTION HÉMOSTATIQUE

DES

INJECTIONS SOUS-CUTANÉES

D'ERGOTINE

PAR

Paul BÉNARD,
Docteur en médecine de la Faculté de Paris.

PARIS
V. ADRIEN DELAHAYE et Cie LIBRAIRES-ÉDITEURS
PLACE DE L'ECOLE-DE-MÉDECINE

1879

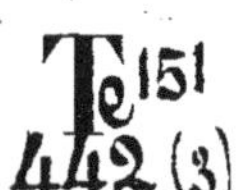

DE

L'ACTION HÉMOSTATIQUE

DES

INJECTIONS SOUS-CUTANÉES

D'ERGOTINE

PAR

Paul BENARD,
Docteur en médecine de la Faculté de Paris.

PARIS
V. ADRIEN DELAHAYE et Cie LIBRAIRES-ÉDITEURS
PLACE DE L'ECOLE-DE-MÉDECINE

1879

DE

L'ACTION HÉMOSTATIQUE

DES

INJECTIONS SOUS-CUTANÉES

D'ERGOTINE

PREAMBULE.

Comme toutes les médications nouvelles, les *injections hypodermiques d'ergotine*, après avoir joui quelque temps d'une confiance hautement justifiée par les observations des expérimentateurs les plus distingués et les plus dignes de foi, commencent à trouver de nombreux détracteurs, même parmi les esprits les plus sérieux et les plus impartiaux.

Est-ce à dire pour cela que la méthode mérite de tomber dans l'oubli avec tant d'autres traitements qui, vantés à l'excès au moment de leur apparition, sont tombés bientôt dans un discrédit mérité? Nous ne le croyons pas et nous pensons qu'en examinant soigneusement les causes d'une divergence d'opinions si accentuée, on pourra découvrir dans les conditions où se sont trouvés placés les différents expérimentateurs l'origine de cette différence d'appréciation.

D'un côté, la difficulté de préciser la part qu'a pu prendre le médicament à l'arrêt d'une hémorrhagie qui tend le plus souvent à la guérison, a pu faire juger l'action du médicament sous un jour trop favorable.

D'autre part, l'altérabilité et la qualité variable de quelques-unes des préparations employées, l'insuffisance des doses dans certains cas où le médicament doit être absorbé en plus grande quantité, enfin son application à des cas qui ne comportaient pas son emploi, sont autant de causes qui ont pu décourager les expérimentateurs par les insuccès qu'elles ont produits.

C'est surtout à cette dernière cause que nous croyons devoir attribuer les revers éprouvés dans l'emploi de la méthode, et c'est à elle principalement que nous croyons devoir nous attaquer en recherchant quelles peuvent être les indications et les contre-indications de la méthode hypodermique appliquée à l'ergot.

Si l'on recherche comment l'ergot peut agir sur une hémorrhagie, on voit que le problème n'est pas aussi simple qu'il paraît être au premier abord. Un styptique appliqué localement, la glace ou le perchlorure de fer agissent directement en fermant les vaisseaux au point où ils sont ouverts. L'ergotine administrée par la voie hypodermique a une action bien autrement complexe. Ici, en effet, le problème se complique des questions de modifications de tension dans telle ou telle partie du système vasculaire, modifications qui, dans certaines hémorrhagies, joueront le rôle principal pour ne pas dire unique ; il se complique de plus de l'action des fibres propres de l'organe que traversent les vaisseaux lésés. L'ergotine n'est donc pas un traitement général de toutes les hémorrhagies des petits vaisseaux que l'on ne peut atteindre par des moyens chirurgicaux; elle ne doit être administrée que d'une façon rationnelle d'après les données théoriques fournies par ce que nous savons de l'action pathogénétique de l'ergot sur les vaisseaux, et d'après la connaissance de l'anatomie pathologique de l'organe malade; données qui, bien entendu, n'auront de valeur réelle en thérapeutique qu'après qu'elles auront été confirmées par l'expérimentation clinique.

Nous n'avons pas la présomption de vouloir formuler à proprement parler les indications et les contre-indications du traitement que nous étudions; notre seule prétention est de rassembler, d'une façon impartiale, les résultats divers de ceux qui ont le plus expérimenté la méthode, d'apprécier les circonstances où son efficacité a paru le plus incontestable, et de rechercher la concordance qui doit exister entre les faits cliniques et les actions théoriques que l'on peut raisonnablement prêter à l'agent modificateur.

Pour atteindre le but que nous nous proposons, nous avons évité de nous attarder dans des détails trop minutieux; nous nous sommes donc appliqué surtout à connaître des résultats généraux puisés à des sources diverses, résultats que l'autorité incontestable de ceux qui ont bien voulu nous les communiquer nous dispensera souvent d'appuyer par une série de preuves longues et fastidieuses.

C'est ainsi qu'en dehors de nos observations personnelles et de celles que nous avons recueillies de côté et d'autre, nous nous appuierons souvent sur les documents empruntés à notre cher maître M. C. Paul, qui, après nous avoir indiqué notre sujet, a bien voulu mettre à notre disposition, avec la plus grande complaisance, les matériaux nécessaires pour le traiter; nous citerons souvent aussi MM. Moutard-Martin et Bucquoy qui ont bien voulu nous communiqner, avec une extrême obligeance, les résultats de leurs nombreuses et intéressantes recherches sur le sujet qui nous occupe.

Nous *diviserons* notre étude de la façon suivante :

Dans une *première partie*, après avoir défini ce que nous entendons par les injections d'ergotine, nous esquisserons brièvement l'historique de l'emploi des préparations d'ergot au point de vue hémostatique. Puis, après avoir passé en revue les différents produits qui portent le nom d'ergotine, nous étudierons plus en détail le mécanisme suivant lequel l'ergotine peut exercer une action sur les hémorrhagies, et nous chercherons à nous rendre compte de la nature de cette action.

Dans une *seconde partie*, rapprochant les faits cliniques des conceptions théoriques, nous étudierons les effets des injections d'ergotine dans les différentes hémorrhagies, et nous verrons successivement les différentes modifications que leur impriment la structure, la composition et les altérations des organes qui sont le siége de l'écoulement du sang.

Enfin, dans une *troisième partie*, nous verrons quelles sont les doses qui conviennent, quels peuvent être les inconvénients de la méthode et les moyens de les éviter.

PREMIÈRE PARTIE

C'est par un regrettable abus de langage que la préparation pharmaceutique d'ergot, qui doit nous occuper dans le cours de ce travail, a reçu une dénomination qui semble lui assigner une composition chimique définie.

Non-seulement l'ergotine n'est pas un alcaloïde ainsi que sa désinence paraît l'indiquer, mais elle n'est pas même un individu chimique. C'est un simple extrait, variant suivant les liquides et les procédés employés pour sa préparation. Cette dénomination vicieuse entraîne comme conséquence une confusion facile à prévoir. Elle donne du médicament une idée fausse au point de vue chimique, et de plus, s'appliquant tout aussi bien à plusieurs préparations différentes par leurs propriétés que par leurs effets, elle peut donner lieu au point de vue thérapeutique à des erreurs regrettables.

Nous ne rechercherons donc pas, parmi les divers produits qui portent le nom d'ergotine, une substance douée de propriétés spéciales, mais simplement une préparation pharmaceutique permettant d'administrer les principes actifs du médicament qu'elle représente d'une manière facile et sûre. Au point de vue qui nous occupe, la meilleure ergotine sera donc celle qui se rapprochant le plus de l'ergot par ses effets thérapeutiques aura sur ce médicament l'avantage d'un mode d'action plus constant, d'une conservation plus facile, et surtout d'une forme qui nous permettra de l'introduire sans accidents par une voie plus directe et plus sûre que la voie stomacale ; nous voulons parler de la voie hypodermique.

Cette méthode, qui présente de si grands avantages lorsqu'il s'agit de médicaments destinés à agir rapidement ou d'une façon locale, ou dans les cas où l'on ne peut les introduire par les voies digestives, présente pour l'ergotine un intérêt particulier.

L'écart qui existe entre les doses d'ergotine destinées à produire des effets d'égale intensité est si considérable suivant qu'on l'introduit par l'estomac ou par le tissu cellulaire, que l'on en est venu à admettre que l'ergotine est dénaturée par les sucs digestifs. S'il en est ainsi, comment alors mesurer le degré de cette altération ? Celle-ci variant nécessairement suivant l'état des voies digestives, comment appréciera-t-on la quantité de principe actif qui conservera son activité ?

Par la voie hypodermique l'action de l'ergotine est plus constante. Cet avantage, joint à celui de la rapidité d'action, chose si importante lorsqu'il s'agit d'hémorrhagie, et probablement à celui d'une action plus spéciale, et partant plus efficace sur les différentes parties du système vasculaire, ont donné depuis quelque temps à la méthode des injections hypodermiques d'ergotine une expansion remarquable.

Mais pour en généraliser l'emploi, il serait nécessaire que des expérimentations plus nombreuses et des recherches plus exactes sur leur degré d'efficacité et leur opportunité permissent de préciser exactement leurs indications et leurs doses.

I. Historique.

La connaissance de l'action hémostatique de l'ergot remonte à une époque assez ancienne, bien que ce ne soit pas à ce point de vue qu'il ait été appliqué pour la première fois dans un but thérapeutique. C'est à la fin du XVIIe siècle que nous trouvons des notions certaines sur son emploi thérapeutique. Camérarius (1), en 1688, signale son efficacité à provoquer les contractions utérines et le désigne sous le nom de poudre d'enfantement (Gebar-pulver). C'est vers la même époque que l'on trouve dans un ouvrage latin du XVIIe siècle (*Sylvia hernicia*) (2) son indication contre les hémorrhagies utérines. Mais si ses propriétés thérapeutiques ne paraissent pas avoir été connues auparavant, il n'en est pas de même de ses effets toxiques, dont nous trouvons des descriptions dans les écrits du XIe siècle.

On a même cru voir dans les ouvrages des anciens, et notamment dans Thucydide, la description de symptômes qui se rapporteraient à des épidémies d'ergotisme, mais aucun document précis ne confirme cette manière de voir (3). Il n'en est pas de même de Sigebert de Gemblours (4), qui a décrit en 1096 une maladie épidémique gangréneuse qui aurait sévi en Lorraine en 1089, épidémie qu'il semble rapporter à sa véritable cause, car il mentionne une coloration violette du pain. Il ne paraît pas toutefois avoir reconnu le principe toxique du pain ergoté, et il faut

(1) Köhler. Handbuch der physiologischen therapeutik, p. 199.
(2) Trousseau, Pidoux et C. Paul. Traité de thérapeutique, 1877, t. II, p. 57.
(3) Köhler. Loc. cit.
(4) Holmes. Paris, 1870.

aller jusqu'à la fin du XVIe siècle pour trouver la première description de l'altération du grain, cause de la maladie.

Lonicerus (1565), décrit pour la première fois l'ergot de seigle sous le nom de *Siliginis clavus*. Mais les notions qu'il en a données ne semblent pas s'être beaucoup répandues, car les auteurs qui l'ont suivi (1) parlent longuement des accidents produits par le seigle ergoté, en décrivent les symptômes et en font ressortir la fréquence et la gravité sans les attribuer à leur véritable cause. Srinc (1736), Tessier (1737), Réaad (1771), enfin plus récemment Bailly (1820), Bonjean (1845), G. Sée (1849), Millet (de Tours) et Strahler (1856), précisèrent les rapports qui existent entre le principe toxique et les accidents qu'il produit.

Quant à l'entrée définitive de l'ergot dans le domaine de la thérapeutique, elle est due à Bordeu et à Balardini en France, à Laneri et Amoretti en Italie. Ce ne fut pas toutefois sans une vive polémique que l'ergot prit rang dans la matière médicale. L'usage abusif et maladroit de cette substance la fit proscrire momentanément en 1774 malgré les vives protestations de Deschamps qui prit sa défense à plusieurs reprises. Mais bientôt Stearns, Ackerly, Prescott (1815), Devees, Chapman en Amérique, Bigeschi et Desgranges (1848) en France, remirent définitivement ce médicament en faveur, et en 1824 son emploi était de nouveau adopté en France.

A partir de ce moment les travaux sur l'ergot se multiplièrent rapidement, mais ils traitent plutôt de son influence sur l'utérus que de son action hémostatique.

Nous renonçons donc à en donner même un léger aperçu, et nous citerons seulement pour mémoire parmi ceux qui ont

(1) Gaspard Schwenkfeld, 1603; Dodart, 1676; Senner, 1709; Hoffmann, Laugius, 1718; Burghart, 1736; J.-M. Müller, 1742.

le plus contribué à faire connaître les effets de l'ergot au point de vue qui nous occupe, les noms de Péronnier (1), de Villeneuve (2), de Trousseau et de Maisonneuve (3) (de 1825 à 1827), qui ont étudié d'une façon spéciale l'action de l'ergot sur l'utérus à ses différents états, de Courhaut (4), Sparjani (5), Cabini (6), Bazoni (7), et Levrat Perroton (8) (de 1827 à 1837), Parola (9), Bonjean (10), Germain Sée (11) et Sovet (12) (de 1844 à 1846), qui reconnaissent son influence sur les vaisseaux autres que ceux de l'utérus, de Lasègue (13), de Willebrand (14) et de Desprez (15), qui ont encore apporté des documents utiles à l'étude de l'ergot.

Enfin, grâce aux travaux des chimistes qui, comme Boujean, Wiggers, Wenzel, ont réussi sinon à isoler le principe actif, au moins à le séparer de la plus grande partie de ses principes inertes, nous voyons Löbel en 1767, et Drasche en 1769, administrer l'ergot dans les hémorrhagies par une méthode nouvelle, la méthode hypodermique. Cette méthode employée d'abord exclusivement par ses initiateurs contre les hémorrhagies, reçut bientôt entre les mains

(1) Thèse de Montpellier, 1825.
(2) Mémoire historique sur l'emploi du seigle ergoté.
(3) Bulletin de thérapeutique, 1832.
(4) Traité de l'ergot, Châlons-sur-Saône, 1827.
(5) Annali universali di medicina d'Omodei, 1830.
(6) Ibid., 1831.
(7) Ibid.
(8) Notes et observations sur l'emploi thérapeutique du seigle ergoté, 1837.
(9) Annali universali di medicina, 1844.
(10) Traité de l'ergot, 1846.
(11) Thèse inaugurale, 1846.
(12) Archives de médecine belge, 1847.
(13) Traduction d'Heusinger, 1857.
(14) Schmidt's Jahrbucher, 1858.
(15) Thèse inaugurale, 1860.

d'Hildebrandt une application nouvelle dans le traitement des fibromes utérins. Hildebrandt trouva bientôt en France de nombreux imitateurs parmi lesquels nous citerons M. Terrier qui fut le premier à essayer ce traitement.

Les insuccès auxquels aboutirent ces expériences démontrèrent bientôt l'inutilité de ce traitement, mais on dut reconnaître que, si les injections d'ergotine n'avaient sur la tumeur elle-même qu'une influence des plus hypothétiques, elles combattaient efficacement les hémorrhagies qui en sont si souvent la conséquence. A partir de ce moment, ce traitement s'est répandu de plus en plus et n'a cessé de donner des succès notamment entre les mains de notre cher maître le Dr C. Paul, de MM. Moutard-Martin, Bucquoy, Dujardin-Baumetz, qui l'emploient efficacement non-seulement contre les hémorrhagies symptomatiques de fibromes utérins, mais contre les autres métrorrhagies et même d'autres hémorrhagies.

C'est aussi dans ces dernières années qu'ont paru des travaux remarquables sur l'action pathogénétique de l'ergot, et de l'ergotine en particulier. Les recherches de Klebs (1), de Brown-Séquard (2). de Vulpian (3) et surtout celles de Holmes (4) en 1870, dont les belles expériences entreprises suivant les principes et avec les ressources de la physiologie moderne, concordent si bien avec les indications théoriques données auparavant par Gubler, expliquent d'une façon fort séduisante l'influence de l'ergot sur la circulation et son rôle dans les hémorrhagies.

A l'étranger, Briesemann, Vogt, Oser (5), Schlessin-

(1) Deutsche Klinik, 1865.
(2) Archives de physiologie, 1870.
(3) Leçons sur l'appareil vaso-moteur.
(4) Thèse inaugurale, Paris, 1870
(5) Köhler. Loc. cit.

ger (1), Potel, Wernich, Patrick-Nichol (2), Issaac-Mossop (3), Eberty, Köhler (4) ont fait aussi de nombreuses et intéressantes recherches pathogénétiques sur l'ergot en prenant toujours l'ergotine comme point de départ. Enfin, tout récemment nous trouvons dans les expériences de MM. Laborde et Peton (5) la confirmation de la plupart des recherches de Holmes.

II. PHARMACOLOGIE.

Nous avons vu qu'au point de vue de sa composition chimique l'ergotine ne devait nous présenter qu'un intérêt médiocre puisque le principe actif de l'ergot n'a pas encore été isolé.

Nous nous bornerons donc, après avoir rappelé la composition chimique de l'ergot d'après les analyses les plus autorisées, à exposer brièvement ce que l'on doit entendre par les différents produits désignés sous le nom d'ergotine.

L'ergot de seigle qui est, comme on le sait depuis les recherches de Tulasnes, le mycellium d'un cryptogame, le *claviceps purpurea*, a été analysé d'abord par Vauquelin et Maas (6) qui lui assignèrent la composition suivante :

1° Une matière colorante jaune fauve à odeur de poisson soluble dans l'alcool.

2° Une autre matière colorante violette analogue à l'orseille et insoluble dans l'alcool.

(1) Wiener med. Jahrb., 1872.
(2) Köhler. Loc. cit.
(3) British and Foreing medico-chir. Review, p. 200, n° 99, 1872.
(4) H. Köhler. Handbuch der physiologischen Therapeutik.
(5) Tribune médicale, 1878, et Peton, thèse de Paris, 1878.
(6) Annales de chimie et de physiologie, t. III, p. 202 et suiv.

3° Une matière huileuse blanche et abondante d'une saveur douce.

4° Une matière végéto-animale très-abondante et très-putrescible.

5° Un acide libre.

6° Un peu d'ammoniac.

Wiggers (1) y trouva comme Vauquelin :

Deux matières colorantes.

La même huile.

La même matière fongeuse (osmazone végétale) et de plus :

Une substance complexe qu'il désigna sous le nom d'ergotine.

Une matière grasse spéciale.

De la cérine.

Du sucre de champignon.

Une grande quantité de phosphate acide de potasse.

Les recherches de Bonjean ne firent que confirmer les analyses de Vauquelin et de Wiggers (2). Enfin, dans des analyses plus récentes, Wenzel aurait reconnu, unis à un acide particulier, deux alcaloïdes véritables, l'ecboline et l'ergotine. On y a trouvé aussi de la méthylamine.

En tenant compte des recherches de Bonjean, de Wiggers, de Wenzel, confirmées par celles de Haudelin, nous résumerons ainsi la composition de l'ergot :

De la fungine qui forme près de la moitié de son volume (46/100).

Un sucre spécial (micose $C^{24}H^{26}O^{20}$)

De la méthylamine suivant les uns, du formiate de propylamine suivant d'autres (3).

(1) Annales de pharmacie, 1832.

(2) G. Sée. Thèse inaugurale, 1846.

(3) Yvon. Traité de l'art de formuler.

Des phosphates de potasse et de chaux.

De l'huile d'ergot (mutterkornöl) étudiée par Hooker (de Newhaven, qui ne serait active que lorsqu'elle est unie à l'ergotine de Wiggers. Obtenue par expression, elle serait inoffensive ; par l'éther, elle serait toxique.

De l'osmazome.

L'ergotine de Wenzel.

L'ecboline du même auteur.

Enfin, tout nouvellement M. Tanret a découvert dans l'ergot, indépendamment d'une matière camphrée, qu'il se propose d'étudier, un nouvel alcaloïde cristallisé auquel il donne le nom d'ergotinine pour le distinguer des précédents (2).

Les chimistes allemands MM. Dragendorff et Padwisotski ne lui reconnaissent pas de caractères chimiques définis et placent le principe actif de l'ergot dans une substance visqueuse et colloïde, la scléromucine et dans une autre substance produisant des phénomènes paralytiques, l'acide scléromucique (3).

L'ergotine de Wiggers, produit complexe et mal défini, ne saurait plus être regardé comme un des principes immédiats de l'ergot.

Quant à l'ergotine de Bonjean, celle de Wernich et les autres préparations analogues, elles ne sauraient avoir leur place ici puisque nous avons vu que ce ne sont pas des corps chimiquement définis, mais de simple préparations pharmaceutiques.

Si maintenant, nous examinons en particulier chacun des éléments réputés actifs, nous trouvons bien dans cha-

(1) Köhler. Loc. cit.
(2) Journal de thérap., octobre 1877.
(3) Peton. Thèse de Paris, 1878.

cun d'eux des propriétés spéciales et des actions plus ou moins toxiques, mais nous ne voyons chez aucun des effets identiques à ceux de l'ergot.

Nous ne parlerons pas de l'huile d'ergot dont l'activité toujours faible (1) est contestée par quelques auteurs.

L'ergotine de Wenzel est une substance noire, brunâtre, amorphe, soluble dans l'eau, insoluble dans l'éther et le chloroforme.

L'ecboline qui a toujours été regardée comme un principe analogue à l'ergotine de Wenzel, mais présentant une activité supérieure, est regardée maintenant comme identique à cette dernière (3). Ce que J. M. Rossback nous apprend des effets de l'ecboline (4) pourra par conséquent s'appliquer aussi bien à elle.

Cette substance paraît avoir son activité spéciale sur le cœur. Injectée sous la peau d'une grenouille elle produit des irrégularités remarquables dans les contractions des oreillettes et des ventricules.

Certains segments de celui-ci sont relâchés et en diastole,tandis que d'autres se contractent.

Les parties paralysées ne peuvent entrer en contraction même sous l'influence des agents mécaniques, chimiques ou électriques, et peuvent rester dans cet état pendant plusieurs jours. Les parties qui se contractent semblent au contraire ne pouvoir se relâcher complétement, et restent dans un état de demi-contraction qui leur donne une apparence ridée et décolorée. Elle n'a pas d'action sur les centres d'arrêt du cœur et les centres vasomoteurs de la moelle allongée, ne produit aucune contraction des arté-

(1) Holmes. Loc. cit., Peton. Paris, 1878.
(2) Séance de l'Acad. de médecine, 21 août 1877.
(3) Ibid.
(4) J.-M. Rossback. Pharmacol.

rioles et n'a pas d'influence sur la tension artérielle et sur le nombre des battements du cœur.

Quant à l'ergotinine cristallisée de M. Tanret, elle paraît mériter plus d'attention que les substances précédentes. Ce n'est pas que ses caractères chimiques d'alcaloïde n'aient été contestés, mais s'il n'est pas démontré qu'elle soit un élément chimique défini, elle n'est pas comme on l'a prétendu à l'étranger, la même chose que l'ergotine ou l'ecboline de Wenzel (1). Elle en diffère par sa couleur blanche, sa forme cristallisée, son insolubilité dans l'eau, sa solubilité dans l'éther et le chloroforme. Le Dr Moli (de Troyes) qui a le premier constaté son action sur les hémorrhagies utérines dit en avoir obtenu des résultats satisfaisants avec des doses de 0,002 à 0,003.

L'ergotinine a été l'objet d'études sérieuses de la part de MM. Budin et Galippe (2), Laborde et Peton (3) sur les animaux, de MM. Gosselin, Dujardin-Baumetz et Depaul sur l'homme.

Mais lorsqu'on examine leurs expériences, on est frappé de la différence des résultats.

Pour MM. Budin et Galippe il faudrait 0,08 cent. en injection hypodermique pour produire chez un chien de forte taille des effets appréciables (vomissements, douleurs abdominales, léger abaissement de la température, et 0,105 milligr. introduits par les voies digestives pour déterminer la mort chez un autre chien de moindre dimension.

MM. Laborde et Peton ont donné lieu à des phénomènes d'intolérance analogues avec des doses de 0,01 cent. chez le lapin, de 0,02 chez le chien (anémiation de l'oreille chez

(1) Académie de médecine, 21 août 1877.

(2) Société de biologie, 9 mars 1878.

(3) Peton. Thèse de Paris, 1878.

l'un, vomissements, inquiétude, dilatation pupillaire chez l'autre). Quant aux effets de vaso-motricité obtenus sur les animaux avec l'orgotinine Tanret, ils ont été très-peu accentués bien que constatés. Notons en passant que des abcès ont été produits par les injections hypodermiques.

Les expériences de M. Dujardin-Baumetz sont peu favorables au médicament en question ; des doses beaucoup plus faibles que celles qui ont été employées chez les animaux (0,004 milligr., — 0,005 milligr.) ont déterminé chez des femmes des vomissements et des coliques pendant vingt-quatre heures, et cela sans influence notable sur les métrorrhagies contre lesquelles on administrait l'ergotinine.

Les essais de M. Gosselin ne donnent pas de résultats concluants au point de vue de l'influence hémostatique, bien qu'elles démontrent une fois de plus son caractère toxique. On sera donc naturellement amené à conclure : 1° que l'ergotinine est d'une efficacité médiocre au point de vue thérapeutique ; 2° qu'elle est éminemment toxique et beaucoup plus chez l'homme que chez les animaux ; 3° qu'elle présente une inconstance remarquable dans ses effets, que cette inconstance soit due à sa grande altérabilité, aux imperfections de ses modes de préparation ou qu'elle soit un des caractères inhérents à sa nature.

Cependant, nous devons remarquer que M. le professeur Depaul, qui fait encore en ce moment des expériences sur l'ergotinine, paraît en avoir obtenu des résultats plus satisfaisants. Mais le nombre de ces essais encore trop restreint ne saurait modifier suffisamment les conclusions défavorables que doivent faire adopter les expériences précédentes.

L'action de cette substance est donc trop peu connue pour que son usage puisse passer dans la pratique, et si elle ne doit pas être définitivement condamnée, du moins ses avantages ont besoin d'être ultérieurement démontrés.

Ainsi, nous l'avons vu, aucun des éléments de l'ergot, pris isolément, ne peut remplacer cette substance et c'est à l'ergot lui-même qu'il faut recourir pour obtenir des effets thérapeutiques. Telle fut la conclusion de Bonjean, qui s'appliqua dès lors non plus à isoler le principe actif, mais à déterminer la valeur de ce que l'ergot cède à l'eau, à l'alcool et à l'éther. Toutes ses expériences l'ont amené à penser que c'était dans l'extrait aqueux que résidait la vertu hémostatique du seigle ergoté (1), opinion qui a été confirmée depuis par la plupart des expérimentateurs.

Cet extrait, qu'il eut le tort de décorer sans raison du nom d'ergotine, a été d'une utilité médiocre tant qu'il n'a été administré que par la voie stomacale, car il a besoin d'être donné à une dose au moins égale à celle de l'ergot; mais la possibilité de l'administrer en injection hypodermique, méthode dont nous tâcherons de faire ressortir les avantages, donne aujourd'hui à cette préparation des avantages réels sur la substance d'où elle est tirée et permet dès lors de lui assigner un rôle important en thérapeutiqu

L'extrait aqueux est-il doué de propriétés identiques à celles de l'ergot en nature? nous ne saurions le croire puisque nous avons vu que l'ergot possède en outre divers éléments plus ou moins toxiques et insolubles dans l'eau; mais cela nous importera peu, car depuis Bonjean la plupart des expériences sur l'ergot ont été faites avec l'extrait aqueux et l'on peut dire que ses effets hémostatiques sont aussi bien connus, sinon mieux, que ceux de l'ergot en nature.

(1) G. Sée. Thèse inaug., 1846.

III. ACTION PATHOGÉNETIQUE.

I. ACTION SUR LE SANG. — Nous ne nous étendrons pa longuement sur les théories qui ont été émises pour expliquer l'action hémostatique de l'ergot par une action directe sur la fluidité du sang. C'est ainsi que Sauvage admettait que l'ergotisme était dû à des miasmes qui coagulaient le sang, que Mialhe et Arnal pensaient que l'ergot coagulait les principes albuminoïdes du sang, opinion qui semblait justifiée par les remarques de Salerne. Ce dernier avait noté que le sang tiré de la veine s'écoulait en bavant et paraissait visqueux. Ces opinions, démenties par l'examen cadavérique, ne présentent plus maintenant qu'un intérêt historique, bien qu'elles aient été reprises, en 1862, par le Dr Hugues (1).

II. ACTION SUR LE CŒUR. — Certains auteurs ont cru trouver l'explication du phénomène de l'hémostase dans un *effet sédatif de la circulation.*

Telle est l'interprétation donnée par Levrat-Perrotton (2) de l'arrêt, par le seigle ergoté, d'épistaxis, d'hémoptysies et d'hématuries dont il cite quelques observations.

Pereira donne la même explication (3) sans préciser davantage. Cette interprétation n'était d'ailleurs pas nouvelle, elle avait été donnée par Bailly dans sa dissertation sur l'ergotisme (4), mais ce dernier, tout en faisant jouer un rôle important à la « paralysie du cœur, » avait entrevu

(1) Hugues. Thèse de Paris, 1862.

(2) Notes et observations sur l'emploi thérapeutique du seigle ergoté. Mémoire in-8. Paris, 1837.

(3) Peireira. Matière médicale et thérapeutique, 1855.

(4) Paris, 1820.

un autre mécanisme, celui d'une action spéciale sur les vaisseaux.

L'influence de l'ergot et de son extrait aqueux sur le cœur ne nous paraît plus douteuse. Le ralentissement de ses battements a été noté par la plupart des observateurs, et, des expériences de Köhler et d'Eberty (3) nous ont appris qu'après l'absorption de fortes doses d'ergotine Bonjean, le cœur s'arrêtait en diastole, en présentant cette remarquable particularité de rester insensible à toutes les excitations.

Cette modification de l'activité cardiaque est-elle primitive ou n'est-elle que la conséquence d'une action sur une autre partie de l'appareil circulatoire? C'est ce que nous examinerons tout à l'heure; mais, disons-le tout de suite, ce ralentissement du cœur, en admettant même qu'il soit primitif, n'est pas à beaucoup près assez marqué pour avoir une influence notable sur des hémorrhagies. Peut-être pourrait-on lui accorder une importance accessoire ; mais il nous faut chercher ailleurs la véritable cause du phénomène.

III. Action sur les vaisseaux. — Or, si nous ne trouvons cette cause ni dans les modifications de l'action cardiaque, ni dans l'état du sang, il est évident que c'est dans les vaisseaux ou dans les parties qui les environnent que nous devons chercher des modifications capables de nous rendre compte de l'action de l'ergotine sur les hémorrhagies.

Du côté des vaisseaux, nous ne pouvons trouver que deux choses : *reserrement* ou *dilatation*.

Du côté des tissus environnants : *relâchement* ou *com-*

(3) H. Köhler. Handbuch der physiologischen Therapeutik.

pression, et, comme conséquence de ces différents phénomènes, *modification de la tension du sang*, dans les diverses parties du système cardiovasculaire.

Il est évident que des actions de ce genre doivent avoir sur des hémorrhagies une remarquable puissance. Nous chercherons plus loin de quelle manière et dans quelle mesure elles peuvent s'exercer dans les différentes hémorrhagies. Voyons seulement maintenant si l'on peut attribuer à l'ergotine une influence de ce genre et s'il est possible de savoir sur quels éléments anatomiques cette substance porte son action.

I. — Action directe sur les vaisseaux. — Nous avons dit que Bailly avait entrevu une influence directe du seigle ergoté sur les vaisseaux ; mais cette action, qu'il regarde comme une paralysie du *système musculaire des grosses artères,* n'expliquerait guère la stagnation du sang à laquelle il attribue les accidents produits par l'ergotine, s'il ne faisait toujours jouer le principal rôle à la paralysie cardiaque.

La petitesse du pouls (filiforme et fuyant) dans l'intoxication par l'ergot ainsi que la turgescence des veines n'avaient pas échappé à la plupart de ceux qui avaient écrit sur ce sujet : Schneider, Srinc, Burghart, Muller, Langius et Salerne; mais ils n'en ont pas donné pour la plupart d'explication satisfaisante.

Courhaut (1) se rendit mieux compte du phénomène et fut frappé du contraste de cette petitesse et de cette dureté du pouls. Il l'explique par une *rétraction* du système artériel qui paraît s'être vidé dans le système veineux distendu par le sang, comme si un obstacle s'opposait à son mouvement vers le cœur.

(1) Cité par Holmes. Thèse de Paris, 1870.

Enfin, Sparjani (1), en 1830, s'énonce encore plus clairement en déclarant, d'une façon positive, que l'ergot fait contracter aussi bien les vaisseaux de l'utérus que ceux du reste de l'organisme.

Muller (de Stettin) qui, comme Sparjani, appuie son opinion sur des observations cliniques d'hémostase obtenue par l'ergot, Parola (2), 1844, Bonjean (3), 1845, G. Sée (4), 1846, Sovet (5), 1847, Millet (6), 1854, Willebrand d'Helsingfort (7), 1858, Desprez (8), Gubler, Drasche, Lœbel, Döbel et un grand nombre d'auteurs, qu'il serait trop long de citer, adoptent cette manière de voir qui concorde si bien avec ce que l'on savait de l'analogie de structure des tuniques vasculaires avec le tissu de l'utérus et de l'influence de l'ergot sur ce dernier organe. Mais cette opinion, quelque satisfaisante qu'elle fût, avait besoin d'être confirmée par la démonstration directe.

Ce fut Klebs (9) qui, en 1865, contribua le premier à combler cette lacune. En cherchant à remédier à la congestion passive produite par l'oxyde de carbone et attribuée par lui à une diminution de la tonicité vasculaire, il essaya plusieurs agents dans le but d'augmenter cette tonicité. Les expériences qu'il fit, en observant, sur l'aile de la chauve-

(1) Annali universali de medicina d'Omodei. Milan, t. LXXII, 1834.

(2) Annali universali di medicina, 1844.

(3) Bonjean. Traité de l'ergot de seigle, 1845.

(4) Thèse inaugurale, 1846.

(5) Action physiologique du seigle ergoté. Archives de médecine belge, 1847.

(6) Du seigle ergoté. Mémoires de l'Académie de médecine de Paris, 1854.

(7) Uber die Wirkung des secale cornutum, in Schrmidt's Jarbucher, t. CVIII, 1895.

(8) Thèse inaugurale, 1860.

(9) Deutsche Klinik, 1865, Société médicale de Berlin.

souris, les modifications produites, l'amenaient à conclure que l'ergot jouit, à un haut degré, de la propriété de faire contracter les vaisseaux.

Les expériences de Klebs furent reprises en 1869 et poursuivies avec le plus grand soin par Holmes (1) dont les belles expériences contribuèrent peut-être, plus que toutes les autres, à démontrer de quelle façon l'ergotine Bonjean, d'où il déduit l'action de l'ergot, agit sur la circulation.

Voici un des principaux résultats obtenus : il injecte sous la peau des grenouilles quelques gouttes d'ergotine, de macération aqueuse ou d'huile d'ergot ; puis après avoir pris toutes les précautions nécessaires pour se mettre à l'abri des causes d'erreur, il examine la membrane interdigitale ou la langue de ces animaux. Alors mesurant et fixant le calibre de quelques-uns de leurs vaisseaux, au moyen de la chambre claire, il reconnaît que, quelques minutes après l'injection, ce calibre est considérablement diminué et peut être réduit à 1/3 ou 1/4 de son diamètre primitif. Cette constriction, qui a son maximum 9 à 10 minutes après et dure de 25 minutes à 1 h. 20, a bien plus d'intensité lorsqu'elle a lieu sous l'influence de l'ergotine et se produit plus vite et plus fort si l'animal a déjà été soumis à son action.

Cette expérience, souvent renouvelée par Holmes et presque constamment suivie de succès, a été répétée de différentes manières et sur des animaux différents, Brieseman, Potel, Eberty (2), sur les artérioles de la membrane natatoire et du mésentère de la grenouille ; Brown-Séquard et Wernich, par leurs observations sur les artérioles de la moelle épinière ; Patrich, Nichol et Isaac Mossop (3), par

(1) Deutsche Klinick, 1865, Société médicale de Berlin.
(2) H. Köhler. Handbuch der physiologischen Therapeutik.
(3) British and foreig. médico-chir. Review, I, p. 206, nº 99, July 1872.

leurs recherches ophthalmoscopiques). Enfin, dans ces derniers temps, MM. Vogt de Greisewald, Laborde et Peton (1), par l'examen direct de l'oreille du lapin, ont confirmé les résultats précédemment obtenus.

L'influence de l'ergot sur la contraction des vaisseaux est donc actuellement un fait acquis et parfaitement démontré; mais lorsqu'il s'agit de rechercher la cause de ce phénomène, la question devient plus obscure et donne lieu à de nombreuses divergences d'opinion.

Sans aucun doute, il est incontestable que la diminution de calibre des vaisseaux est causée par la contraction des fibres musculaires lisses, seul élément contractile renfermé dans les tuniques de ces vaisseaux. C'est d'ailleurs ce que doit faire pressentir, par analogie, la connaissance de l'action que l'ergot exerce, comme nous le verrons tout à l'heure, sur les fibres lisses en général. Mais de quelle façon l'ergot impressionne-t-il la fibre lisse? C'est une question qui prête à de nombreuses contestations et un problème qui n'est nullement résolu.

On conçoit en effet que cette action ait lieu, soit par une action directe sur la fibre musculaire, soit indirectement par une action primitive sur les centres nerveux vaso-moteurs, soit par action réflexe sur ces mêmes centres nerveux en agissant sur les origines sensitives des nerfs, soit, enfin, par une action sur les terminaisons motrices des nerfs vaso-moteurs.

A. — *Action sur les vaisseaux par influence directe sur la fibre musculaire.* — Un grand nombre de recherches expérimentales ont été faites dans ces derniers temps pour savoir si l'ergot agit directement sur les nerfs moteurs.

(1) Tribune médicale, et Peton. Thèse de Paris, 1878.

Nous citerons d'abord l'expérience de Holmes faite sur des grenouilles, expérience qui est, dit-il lui-même, une des plus complètes qu'il ait faites.

Il sectionnait soit le nerf sciatique, soit le nerf sympathique avant d'injecter l'ergotine. Si les centres nerveux étaient en cause, l'ergotine ne devait pas faire contracter les vaisseaux de la partie paralysée ; s'ils se contractaient. il était extrêmement probable, sinon certain, que la contraction avait lieu par action directe sur la fibre musculaire. Les résultats ne furent pas aussi nets qu'il l'espérait et présentèrent des caractères fort contradictoires. Tantôt il y eut des contractions des vaisseaux du côté paralysé, tantôt les vaisseaux paralysés se dilatèrent encore plus, tandis que les vaisseaux sains se contractaient.

Cependant Holmes conclut d'après la majorité des faits en faveur d'une action directe sur la fibre musculaire. Cette dilatation, qu'il a observée très-nettement, semble pourtant inexplicable sans l'intervention d'une action prépondérante dans le côté sain. Holmes paraît, d'ailleurs, avoir bien compris la nécessité de cette influence, car, pour expliquer le phénomène, il admet que : « l'action de l'ergot, « à ce moment, portant sur tous les vaisseaux à l'état nor- « mal avec plus d'énergie ou d'efficacité que sur ceux du « côté paralysé, a pour effet d'exagérer encore la dilatation « des artérioles privées de leur innervation centrale ou « réflexe habituelle. »

Nous ne voyons donc pas bien comment Holmes a été amené à sa conclusion, conclusion d'ailleurs fort peu affirmative, et il nous semble que ses expériences porteraient plutôt à admettre : que l'ergot peut agir indépendamment des centres nerveux, mais qu'il agit bien plus énergiquement lorsque ceux-ci sont intacts.

Wernich (1) (1873), qui cherche également à établir, l'influence directe des principes de l'ergot sur la fibre lisse, ne donne pas d'une façon démonstrative la preuve de l'exclusion de l'influence nerveuse. Il coupe préalablement, chez des lapins, les filets du sympathique qui innervent les vaisseaux de l'oreille, puis, après avoir pratiqué une injection d'ergotine, à la base de cette oreille, il observe des contractions de ces artères en « moins d'une demi-heure ». Or, en dehors des autres objections que l'on peut faire à cette expérience, cet espace de temps, si l'on s'en rapporte à la plupart des expériences faites sur l'animal sain et en particulier à celle de M. Peton, qui observe des contractions au bout de cinq minutes, paraît bien long et l'on serait tenté d'admettre que l'action de l'ergot sur la fibre privée de ses connexions nerveuses est au moins peu efficace si elle est bien démontrée.

MM. Laborde et Peton tirent, de leurs nombreuses et intéressantes expériences, des conclusions semblables et affirment l'action sur la fibre musculaire. Mais tout en reconnaissant la justesse de la plupart de leurs observations, il nous semble qu'on pourrait en déduire des conséquences différentes.

Recommençant l'expérience précédente, ils sectionnent, chez un lapin, le filet cervical du grand sympathique et le nerf grand auriculaire ; puis ils injectent sous la peau de cette oreille privée de ses vasomoteurs et congestionnée la dose énorme, eu égard au poids de l'animal, *de deux grammes* d'extrait d'ergot en solution. Cette fois, c'est au bout de 5 à 10 minutes qu'ils voient se produire progressivement la réduction du calibre des vaisseaux paralysés et

(1) Beitrag zür Kenntniss der Ergotin Wirkungen. Centralblatt, 1873.

dilatés, l'anémie, la pâleur, la dilatation de la pupille et l'abaissement de la température. L'expérience recommencée plusieurs fois et avec des doses un peu moins fortes donne des résultats analogues, bien que moins accentués.

Cette expérience nous paraît une des plus probantes qui aient été faites à ce sujet, mais elle ne nous paraît pas toutefois à l'abri de toute critique. Nous regrettons que MM. Peton et Laborde n'aient pas fait une expérience comparative sur un lapin placé dans les mêmes conditions, en lui injectant, sous la peau de l'oreille énervée, une quantité d'eau égale à la solution injectée. Car on pourrait peut-être invoquer ici un phénomène de compression. Une objection plus sérieuse nous paraît devoir être tirée de l'énormité de la dose injectée. Si les effets produits sont proportionnels à la dose, ce qui est admis par les auteurs de l'expérience et paraît fort vraisemblable, on peut continuer à se demander si la prépondérance d'action n'appartient pas au système nerveux et si, dans l'expérience précédente, l'influence, peut-être très-faible, de l'ergot sur la fibre musculaire ne devait pas son intensité à une dose qui correspondait à 60 ou 80 grammes, chez l'homme.

D'ailleurs, cette expérience, ainsi que les précédentes, prouve-t-elle que la fibre musculaire se soit contractée sans la participation d'aucun centre nerveux? Sans parler de l'action que l'on pourrait prêter à l'ergot sur les terminaisons des nerfs moteurs, est-il possible de priver totalement de leurs connexions avec des centres nerveux les vaisseaux d'une région? Telle n'est pas l'opinion de M. Vulpian (1) qui dit en propres termes : « Qu'on ne peut jamais espérer détruire tous les centres nerveux d'une partie. On

(1) Vulpian. Leçons sur l'appareil vaso-moteur. 5e leçon, p. 172.

ne détruit pas, par exemple les ganglions microscopiques ni les cellules nerveuses qui se trouvent, ainsi que nous l'avons vu,soit dans les plexus nerveux circumvasculaires, soit dans ceux de la paroi même des vaisseaux, et ce sont là évidemment des centres nerveux permettant la production de phénomènes réflexes. »

Dans cette hypothèse,la section du sympathique pourrait diminuer considérablement la vasomotricité d'une partie, mais ne l'abolirait pas.

Enfin une expérience pratiquée dans un autre but par MM. Laborde et Peton ne nous paraît pas plaider en faveur de l'action musculaire immédiatement exclusive. Une injection de 2 grammes d'ergotine Bonjean pratiquée au train postérieur de l'animal n'a produit sur l'oreille énervée et sur la pupille correspondante que des phénomènes à peine appréciables, et après un temps très-long (30 à 45 minutes), tandis qu'on observait sur la pupille du côté sain une remarquable dilatation.

Qu'une dose aussi considérable d'ergotine, alors introduite par la voie hypodermique, même quand son action aurait été diffusée sur tout l'organisme, produise aussi peu d'effet, cela ne nous paraît guère en rapport avec ce que nous savons sur l'action de l'ergot ; et au lieu de voir dans cette expérience une preuve de l'action exclusivement locale de l'ergot, nous serions plutôt tenté de conclure que l'ergot agit avec peu d'intensité sur des vaisseaux privés de la plus grande partie de leurs connexions avec les centres vasomoteurs.

B. *Action sur les vaisseaux par l'intermédiaire du système nerveux.* — Un grand nombre d'expériences qui nous paraissent fort concluantes viennent à l'appui de cette manière de voir, et semblent prouver d'une façon péremptoire que si l'ergotine n'exerce pas son action par l'intermédiaire du système nerveux, d'une façon exclusive, celui-ci prend du moins une large part à la production des phénomènes,

Les deux expériences suivantes dues à P. Vogt (1) nous paraissent fort dignes d'attention :

1° Il coupe des deux côtés le ganglion cervical supérieur d'un lapin albinos ; après avoir noté la dilatation vasculaire et l'élévation de température des oreilles, il injecte 0,06 d'ergotine sous la peau de la base de l'oreille droite, et c'est à peine si le lendemain seulement on peut constater une légère différence entre les deux oreilles.

2° En second lieu, il injecte 0,10 cent. d'ergotine à la base de l'oreille droite d'un lapin albinos, puis il coupe du même côté le ganglion cervical supérieur. L'injection préalable n'empêche pas les vaisseaux de se congestionner et la température de s'élever dans l'oreille énervée. Au bout d'une heure, celle-ci est aussi injectée que l'oreille gauche à qui l'on vient aussi de sectionner les filets sympathiques, mais sans pratiquer d'injection d'ergotine. Mais les preuves les plus démonstratives nous paraissent tirées des modifications exercées par l'ergot sur la pression sanguine dans les vaisseaux, modifications qui sont une conséquence nécessaire de la rétraction opérée sur une notable partie du système sanguin.

Köhler et Eberty (2), après avoir mesuré sur des grenouilles l'augmentation de cette tension vasculaire, détruisent la moelle épinière des animaux en expérience. Ils voient aussitôt, au moment de cette destruction, leur ap-

(1) Hervieu. Etude critique et clinique sur les propriétés thérapeutiques du seigle ergoté.

(2) Köhler. Handbuch der physiologisch. Therap.

pareil accuser une dépression énorme de la tension sanguine.

D'après les résultats fournis par ces diverses expériences, il nous paraît donc bien difficile de conclure à la non participation des centres nerveux ; mais quant à préciser la part d'influence que l'on doit attribuer à chacun des éléments qui peuvent prendre part à la contraction des fibres vasculaires, c'est ce que nous n'oserions et ne saurions entreprendre. Il nous semble d'ailleurs que si cette question présente pour le physiologiste un remarquable intérêt, ce n'est pas là qu'est, pour le médecin, le point capital de la question. Que l'action de l'ergotine soit médiate ou immédiate, peu lui importe : ce que nous voulons savoir surtout, au point de vue où nous nous plaçons, c'est si l'ergotine a une action locale sur certains points de l'organisme ou si elle agit seulement, après absorption, d'une façon égale et générale.

Bien que cette question soit fort utile à résoudre, il ne nous semble pas que l'on ait fait, dans ce sens, des recherches suffisamment approfondies, et pourtant nous pensons qu'une série d'expériences dirigées dans ce but par des mains expérimentées pourraient donner facilement des résultats plus satisfaisants et plus positifs que celle qui ont pour but d'élucider la nature de l'action de l'ergotine.

Nous ne pensons pas qu'il soit nécessaire de prouver que l'ergotine agit d'une façon générale sur les vaisseaux de l'organisme ; ce que nous savons de l'action de l'ergotine et de l'ergot absorbé par la voie stomacale, ce que nous dirons plus loin des effets généraux de l'injection d'ergotine, nous semble le prouver surabondamment. Mais cette action générale, qui pourrait fort bien être la conséquence d'une action locale exercée par l'ergotine sur les points avec lesquels elle se trouve d'abord en contact, se généraliserait à mesure que l'ergotine serait diffusée dans les diverses parties du système circulatoire. Dans cette hypothèse, il est clair qu'elle porterait surtout son action sur les points qu'elle impressionnerait en premier lieu, avant sa diffusion et l'épuisement de son action.

Nous pourrions citer à l'appui de la théorie de l'action locale de l'ergotine l'usage que l'on a fait des préparations d'ergot appliquées sur les plaies saignantes comme topiques, mais les résultats obtenus par ce traitement ne nous semblent pas assez palpables pour nous y arrêter longtemps.

Bonjean a bien cherché à démontrer directement l'action hémostatique de l'ergotine, en arrêtant, sur le mouton, avec un simple bourdonnet de charpie imbibé d'une solution d'ergotine, des hémorrhagies causées par l'ouverture de la carotide. Mais, ainsi que le fait remarquer M. Vulpian (1), l'hémorrhagie de la carotide s'arrête, chez le mouton, par l'application d'une simple éponge imbibée d'eau froide, que cette eau contienne ou non de l'ergotine. P. Vogt (2) voulut démontrer de la manière suivante l'action locale de l'ergotine : il injecte, chez une grenouille, de l'ergotine à la patte droite, puis il coupe les deux pattes de l'animal, le côté ergotinisé ne saigne presque pas, l'autre saigne beaucoup. L'expérience paraissait assez probante, mais recommencée chez deux autres grenouilles, elle ne donne pas le même résultat.

Holmes (3), au début de ses expériences, humecte la membrane interdigitale d'une grenouille avec une solution d'ergotine, il observe une contraction des vaisseaux, mais celle-ci est extrêmement faible, ce qui d'ailleurs n'a rien

(1) Vulpian. Leçons sur l'appareil vaso-moteur, t. I, p. 62.
(2) Hervieu. Loc. cit.
(3) Holmes. Thèse de Paris, 1870.

de surprenant, eu égard à l'intégrité de l'épiderme qui ne se laisse peut-être pas traverser d'une manière notable par l'ergotine.

Les conditions un peu différentes du fait chimique suivant permettraient à l'ergotine de manifester plus efficacement son action. Le Dr Planat, de Nice (1), dit obtenir d'excellents résultats de l'ergotine appliquée en collyre dans les affections oculo-palpébrales de nature fanchement inflammatoires.

L'effet qui, suivant lui, serait très-rapide et très-appréciable paraît bien dû ici à une contraction locale produite par l'ergotine ; on ne peut pas, en effet, invoquer le mécanisme de l'irritation substitutive, puisque l'effet est rapide et que l'application du collyre ne provoque pas de douleur.

MM. Laborde et Peton ont aussi cherché à démontrer l'action locale de l'ergotine. Dans une expérience citée plus haut, ils injectent au train postérieur d'un lapin une forte dose d'ergotine et n'obtiennent presqu'aucune diminution du calibre des vaisseaux, dans l'oreille privée de ses filets sympathiques. Mais cette expérience isolée ne serait probante que s'il était démontré que le système nerveux n'est pas en cause ; car, si l'on admet que la contraction due à l'ergotine se produit surtout par l'intermédiaire du système nerveux, celui-ci étant lésé, on ne doit pas s'étonner que la contraction ne se produise que très-faiblement.

Néanmoins, dans quelque hypothèse qu'on se place, la prépondérance d'une action locale nous paraît ressortir clairement de l'ensemble de leurs expériences. Sans parler de l'énergie et de la rapidité des effets qu'ils ont toujours

(1) Journal de thérapeutique, 25 oct. 1878. De l'ergotine dans les phlegmasies oculopalpébrales, par le Dr Planat, de Nice.

obtenus dans le lieu de l'injection, on est presque forcément obligé d'admettre une des conséquences suivantes : ou bien l'ergotine influe d'une *manière immédiate* sur la fibre musculaire, et alors l'expérience que nous rapportons est entièrement concluante ; ou bien l'ergotine agit surtout par l'intermédiaire du système nerveux, et, dans ce cas encore, nous devons conclure à la prépondérance d'un action locale, puisque dans d'autres expériences ils ont obtenu sur le lieu de l'injection, il est vrai avec des doses énormes, des effets accentués, sur une oreille privée de la plupart de ses connexions nerveuses.

Or, nous n'avons pu expliquer ce phénomène que par la quantité d'ergotine injectée, et l'énormité de la dose ne serait pas une explication suffisante si nous n'ajoutions que cette dose a été appliquée localement, car, nous venons de le voir, une dose égale, injectée à distance, ne produit que peu d'effet sur une oreille dans les mêmes conditions.

La notion d'une action locale prépondérante n'est d'ailleurs nullement en désaccord avec l'hypothèse d'une influence médiate, soit qu'on admette l'hypothèse d'une action sur les terminaisons motrices (comme cela s'observe pour le curare), soit que l'on admette, comme cela est beaucoup plus probable, le mécanisme de l'action réflexe. L'hypothèse d'une action centrale primitive après absorption de l'ergot ne devrait pas même être exclue, car on pourrait admettre le mécanisme complexe d'une action générale due à cette cause et d'une action locale surajoutée due à une action directe sur la fibre musculaire.

Modifications de la tension. — La diminution du calibre des artères entraîne forcément, ainsi que nous l'avons dit en passant, une diminution de la capacité de l'appareil vasculaire. De cette diminution de capacité, il est clair qu'il doit résulter des modifications de tension. Le sang chassé des parties rétrécies ira s'accumuler dans les parties susceptibles de se laisser distendre, et dès lors on sera en présence d'un état qui pourra se résumer ainsi d'une manière générale : *ischémie artérielle relative* et *congestion veineuse*. C'est d'ailleurs ce que confirment les observations cliniques anciennes et récentes, aussi bien que les recherches expérimentales des physiologistes modernes. Mais l'augmentation de tension portera-t-elle *également* sur toutes les parties du système cardio-vasculaire? C'est ce que ne peuvent faire admettre ni l'interprétation théorique de l'action de l'ergot, ni les recherches expérimentales.

Cherchons donc à nous rendre compte de ces différences sans lesquelles l'action hémostatique de l'ergotine resterait souvent inexplicable, une augmentation générale de la tension du sang étant peu propre à faire cesser une hémorrhagie.

Supposons l'ergotine introduite, soit directement, soit par voie hypodermique ou stomacale, dans des veines caves supérieures ou inférieures, elle séjournera peu dans ces vaisseaux de gros calibre et n'influencera guère leurs fibres musculaires peu nombreuses, séparées par une tunique interne épaisse ; après avoir traversé le cœur droit et les origines de l'artère pulmonaire, les premiers éléments susceptibles d'être influencés par elle seront les fibres musculaires des artérioles pulmonaires avec lesquelles elle restera longtemps en contact. Celle-ci se resserrant, il en résultera :

1° Une augmentation de tension dans l'artère pulmonaire, dont le débit se trouve diminué.

2° Cette augmentation de tension rendant plus difficile la réplétion du ventricule droit déterminera une *augmen-*

tation de la tension dans les veines caves qui se videront moins facilement.

3° Le débit de l'artère pulmonaire étant diminué, les veines pulmonaires recevront moins de sang, en enverront moins au cœur gauche qui, par conséquent, en transmettra moins au système aortique, d'où *diminution de tension dans ces deux ordres de vaisseaux.*

En résumé, on aura augmentation de tension et congestion dans le système à sang noir, diminution dans le système à sang rouge.

Mais bientôt le sang ergotinisé manifestera son action sur les artérioles du système aortique. Celui-ci enverra moins de sang dans le système des veines caves, subira une diminution de sa capacité et augmentera ainsi sa tension et celle des veines pulmonaires, si bien qu'un certain équilibre finira par se rétablir, plus ou moins rapidement et plus ou moins complétement, suivant que l'ergotine aura ou n'aura pas épuisé la plus grande partie de son action sur les premières parties du trajet.

Cette interprétation théorique pourrait paraître bien hasardée si elle n'avait été pleinement confirmée par les recherches expérimentales. Celles de Holmes en particulier sont d'autant plus démonstratives que son auteur ne s'attendait pas au résultat obtenu.

C'est avec les appareils enregistreurs de Marey, appareils dont on ne saurait méconnaître la justesse et la sensibilité que Holmes entreprit ses expériences sur la tension du sang dans la carotide du chien. Il injecta une solution d'ergotine (1 gramme d'une solution au 1/4) dans la veine jugulaire de cet animal, s'attendant à obtenir une augmentation de tension dans le système aortique.

La dépression de la tension artérielle fut si marquée et si nette que Holmes, qui ne s'attendait pas à ce résultat, fut quelque temps fort troublé par ce phénomène, qui était cependant une confirmation si nette de ses vues précédentes et démontrait si clairement l'influence locale de l'ergotine.

Cette dépression toutefois ne fut pas de longue durée et fit place à une légère augmentation de tension qui persista longtemps.

L'injection répétée dans la veine crurale donna la même dépression, mais ne donna pas d'augmentation consécutive.

L'ergotine injectée dans les veines pouvait se mélanger imparfaitement avec le sang qui traverse le poumon et n'agir ainsi que sur une partie et non sur la totalité du poumon.

Aussi, pour diluer davantage l'ergotine avant son arrivée dans l'artère pulmonaire, il injecta l'ergot par l'artère crural. L'effet fut encore plus notable et la courbe obtenue marqua une dépression de 13 centimètres obtenue après un temps long, en rapport avec le chemin parcouru, et suivie bientôt d'une augmentation de 3 centimètres.

Mais ici, nous dira-t-on, l'ergotine agissant d'abord sur le système aortique devrait avoir pour premier résultat d'augmenter la pression dans ce système au lieu de la diminuer. Cette objection, qui nous était apparue tout d'abord, ne nous semble pas sérieuse si l'on fait attention à l'étendue du débouché laissé à la circulation collatérale.

La légère augmentation de tension, qui d'ailleurs est constatée avant que l'ergotine parvienne au poumon (1), ne saurait contre-balancer les effets résultant de la constriction pulmonaire. Qu'est-ce en effet que l'artère crurale par rapport à la somme des autres artères? Le courant aorti-

(1) H. Köhler. Handbuch.

que ralenti dans une de ses ramifications peut facilement s'écouler par toutes les autres non influencées par l'ergotine. Du côté du poumon nous n'avons pas de circulation collatérale ; le rétrécissement portant sur la totalité du courant pulmonaire doit nécessairement faire sentir son action sur la tension du sang et sur sa vitesse.

La modification de la tension est, nous le croyons, suffisamment démontrée par les faits précédents ; nous citons toutefois les témoignages suivants de Köhler et de Vogt, qui ont fait des recherches à ce sujet.

Ils signalent une augmentation de pression considérable accrue dans les artères chez la grenouille (1) tension qui, nous l'avons dit, a lieu d'après Köhler par l'intermédiaire des centres nerveux, puisqu'elle tombe avec la destruction de la moelle.

Eberty (2) montre aussi qu'avec un manomètre adapté à la veine cave, chez la grenouille, on peut prouver de même que la pression du sang après l'injection d'ergotine s'élève aussi dans le système veineux.

Quant à Haudelin (3), qui a noté la dépression artérielle, il remarque que cette dépression est courte avec les doses faibles et dure avec les doses fortes.

Modifications de pouls.

La modification de tension nous donne plus ou moins complétement l'explication d'une autre modification, que

(1) Ici bien entendu nous ne devons pas trouver de dépression artérielle, puisque chez la grenouille un ventricule unique reçoit le sang des deux circulations.

(2) H. Köhler. Loc. cit.

(3) H. Köhler. Handbuch, Versuche vom Verfasser bei Eberty, p. 22.

nous avons déjà constatée, celle du ralentissement du cours du sang. Ce ralentissement, bien des fois observé et dont quelques auteurs ont voulu faire la cause principale ou unique de l'arrêt des hémorrhagies par l'ergot, paraît bien être sous la dépendance de l'augmentation de pression et confirmerait ainsi la loi de Marey, qui lie le nombre des pulsations à la pression artérielle (1). Cette manière de voir serait confirmée par cette expérience de Holmes, qui, après avoir ralenti les battements du cœur d'une grenouille de 65 à 20 pulsations, fait remonter le nombre de ses pulsation à 38, en sectionnant le nerf sciatique, phénomène qui, par parenthèse, viendrait encore confirmer la théorie de l'action musculaire médiate ou par l'intermédiaire du système nerveux.

Cependant H. Köhler attribue le ralentissement du cœur à une action spéciale sur les nerfs vagues (2). « Si, dit-il, les terminaisons des nerfs vagues ont été paralysées préalablement par l'atropine, l'ergotinisation entreprise après n'a pour effet ni ralentissement du pouls ni arrêt du cœur en diastole, comme l'arrêt en diastole et le ralentissement du pouls par l'ergotine ont lieu même chez les grenouilles auxquelles on a détruit la moelle cervicale, ces phénomènes ne peuvent avoir été produits que par l'action des nerfs vagues dans le cœur. »

La première de ces raisons ne nous semble pas concluante, car sans faire intervenir les pneumogastriques on pourrait regarder la belladone comme un antagoniste de l'ergotine, et quant à la seconde, elle est en désaccord avec celle de Holmes que nous venons de citer, mais paraît moins probante que cette dernière qui n'entraîne pas

(1) Holmes, 1870.
(2) H. Köhler, p. 201.

d'aussi grands bouleversements chez l'animal en expérience.

La vitesse et la tension du sang doivent nécessairement se traduire à l'extérieur par des modifications du pouls; mais, nous l'avons vu, l'absorption de l'ergot donnant, suivant les périodes différentes et peut-être suivant le mode d'administration et les doses, des dépressions artérielles et des augmentations de pression, nous ne nous étonnerons pas de trouver des divergences chez les auteurs qui ont parlé des caractères du pouls. Le ralentissement du pouls est admis par tous les auteurs, ainsi que sa régularité, mais la dureté et la force qu'on pourrait s'attendre à observer n'ont pas été constatées par tous.

La plupart des auteurs qui ont parlé de l'ergotine, Schneider, Srinc, Burghart, Müller, Langius, Salerne insistent seulement sur la *petitesse* du pouls *filiforme* et *fuyant* quoique régulier et peu modifié quant au rhythme (1). Quant à M. G. Sée, il assigne au pouls les caractères suivants :

1° Ralentissement considérable et passager.

2° Régularisation durable et manifeste.

3° Perte complète de sa force et de sa résistance.

Les auteurs du Traité de thérapeutique remarquent que : « si l'on examine l'action sur les artères au pouls radial, on voit que le pouls a perdu non-seulement sa fréquence, mais encore son ampleur; mais il ne paraît pas toujours acquérir une dureté proportionnée à son amoindrissement et que chez les malades atteints d'hémoptysie l'ergot ne fait pas toujours disparaître la récurrence. »

Enfin, H. Köhler insiste au contraire sur l'élévation des ondulations du pouls.

(1) Holmes. Thèse de 1870.

En somme le ralentissement, la régularité et la petitesse du pouls sont les caractères sur lesquels on est le plus d'accord.

II. — ACTION MÉDIATE DE L'ERGOTINE SUR LES VAISSEAUX PAR INFLUENCE SUR LES TISSUS PÉRIVASCULAIRES. — Modification du calibre des vaisseaux, modification de tension et modification de la rapidité du cours du sang, tels sont, nous l'avons vu, les moyens par lesquels l'ergotine peut agir sur une hémorrhagie, mais à ces différentes modifications, nous devons en ajouter une autre qui n'est certes pas la moins énergique, c'est la compression que peuvent exercer les tissus renfermant les vaisseaux d'où vient l'hémorrhagie.

En étudiant chaque hémorrhagie en particulier, nous verrons ce que nous pouvons raisonnablement espérer de ce mode d'action ; voyons seulement ici quels sont les organes qui peuvent nous le donner.

Fibres lisses en général. — Nous avons vu que l'ergotine agit sur les fibres lisses des vaisseaux, mais agit-elle sur les fibres lisses des autres organes ? L'action de l'ergot sur la contraction utérine, qui semble avoir été connue avant ses propriétés hémostatiques, est assez avérée pour qu'il ne soit pas nécessaire de revenir sur sa démonstration. Au besoin, pourrait-on invoquer le témoignage des nombreux adversaires de l'ergot qui proscrivent cette substance pour en avoir souvent constaté les effets énergiques.

Mais ici se pose un double problème :

a. L'ergotine agit-elle comme l'ergot sur l'utérus gravide ?

b. L'ergotine agit-elle sur l'utérus hors l'état de gestation ?

a. S'il est maintenant démontré que l'ergotine agit sur les hémorrhagies aussi bien que l'ergot, on n'admet pas aussi facilement qu'elle ait autant d'action sur la contraction utérine.

Aussi l'ergotine, fort appréciée par les médecins, jouit-elle de peu de crédit auprès des accoucheurs qui lui ont toujours préféré l'ergot en nature (1). Peut-être cette défaveur pourra-t-elle être attribuée à ce que ces derniers emploient surtout l'ergot dans des éventualités trop graves pour pouvoir expérimenter un nouveau moyen, alors que celui qu'ils possèdent jouit d'une efficacité universelle et reconnue. Cependant une différence réelle paraît exister entre les deux modes d'administration de l'ergot, différence résultant de ce que l'extrait aqueux et privé du principe qui semble agir le plus énergiquement sur l'utérus, la résine soluble dans l'alcool qui porte le nom d'ergotine de Wiggers.

Le professeur Köhler, qui a fait une étude comparée attentive des propriétés respectives de ces deux produits (2), attribue un « remarquable rôle dans la production de la contraction utérine après l'emploi du seigle ergoté » à l'ergotine Wiggers, à laquelle il refuse d'ailleurs toute espèce d'action sur l'appareil cardiovasculaire. Quant à l'ergotine Bonjean, elle posséderait aussi cette action suivant lui, mais dans une mesure beaucoup moindre.

Mais quand l'intensité d'action de l'ergotine Bonjean sur l'utérus serait moins forte que celle de l'ergot, la réalité de cette action est toutefois bien établie et, à défaut de preuves cliniques assez probantes, l'expérimentation sur les animaux en donne clairement la démonstration. Pour ne parler que des expériences récentes de MM. Laborde et Peton, nous rappellerons que ces expérimentateurs ont pro-

(1) Trousseau, Pidoux, C. Paul. T. II, p. 48, 1877.
(2) Schmitt's Jahrbucher, 1874, t. IV, p. 13.

voqué d'une façon évidente la parturition chez des chiennes par des injections d'ergotine (1) et, chez une autre dont ils avaient ouvert la paroi abdominale, ils ont vu les contractions se produire sous leurs yeux.

Quant au mécanisme de la contraction, il n'est pas moins difficile à élucider que celui de la contraction vasculaire. D'après Brown-Séquard, ce serait à cette même contraction vasculaire que serait subordonnée la contraction utérine. Il admet, en effet, que les nerfs de l'utérus seraient influencés par une excitation due à l'anémie de la moelle, anémie produite par la striction des vaisseaux de cet organe. En effet, les recherches d'Oser et de Schlesier montrent que l'anémie médullaire provoque des contractions utérines, mais cette anémie, qui est ailleurs bien constatée, ne paraît pas toutefois être la cause principale du phénomène, surtout si l'on s'en rapporte aux expériences de Wernich qui convient lui même que chez les lapines dont il avait mis l'utérus à découvert, l'anémie médullaire produite par l'injection d'ergotine apparaissait plus tard que les contractions utérines. (2).

Cependant Wernich est confirmé dans l'opinion d'une anémie médullaire primitive, parce que la contration utérine cesse après la section de la moelle entre la cinquième et la septième dorsale.

Mais cette expérience montre seulement l'influence d'une action nerveuse siégeant dans la partie supérieure des centres nerveux et n'exclut que l'idée d'une action immédiate sur la fibre utérine.

D'autres théories que l'on pourrait multiplier encore attribuent la contraction utérine tantôt à la contraction pri–

(1) Peton. Thèse Paris, pp. 15 et 24.
(2) Köhler, p. 203.

mitive des artérioles utérines, tantôt à une action réflexe qui prendrait son point de départ soit dans les terminaisons des nerfs, soit dans l'effacement même de ces artérioles. Ce ne serait plus alors une action directe du capillaire sur le muscle, mais une action du capillaire sur l'extrémité du nerf centripète (1).

Nous ne saurions nous arrêter longtemps à ces théories qui ne nous intéressent que d'une façon indirecte, qui ne sont pas appuyées sur des preuves expérimentales sérieuses et sur lesquelles on pourrait discuter à l'infini sans arriver à une solution.

b. L'utérus gravide se contracte donc sous l'action de l'ergotine, mais subit-il cette influence en dehors de la période de gestation ?

Prescott (2) dit positivement que : « l'ergot n'a d'action sur l'utérus que quand les fibres de cet organe sont dilatées, que l'utérus non imprégné (unimpregnated) ne sera pas affecté par l'ergot. » Le traité de thérapeutique de Trousseau, Pidoux et C. Paul à qui nous empruntons cette citation fait remarquer que cette assertion ne repose sur aucun fait, ce qui n'a pas empêché bon nombre d'auteurs qui ont calqué leurs travaux sur ceux de Prescott de professer la même opinion (3). C'est ainsi que Mandeville (4), Villeneuve (5), Goupil (6), Capuron et Rentow (7) abondent

(1) T., P., P. T. II, p. 50, 1877.

(2) Dissertation on the natural history..... of secale coruntum. Medical and physical Journal.

(3) Trousseau, Pidoux et C. Paul. Traité de thérapeutique, 1877, t. II, p. 56.

(4) Gazette médicale, 1827, p. 124.

(5) Mémoire historique sur l'emploi du seigle ergoté, p. 73.

(6) Journal des progrès, 1837, t. III, p. 183.

(7) Transact. med., novembre 1831, p. 131, et Edimbourg med. journ., XCV, april 1828.

dans le même sens. Mais à côté de ces négations, qui ne reposent sur rien, nous trouvons les témoignages de Chapman (1), de Muller, de Stettin (2), de Péronnier (3), de Jaffé (4), Cabini, Pignacca, Bazzoni, Sparjani (5), qui plaident énergiquement en faveur de la contractibilité de l'utérus non gravide sous l'influence de l'ergot. Enfin Trousseau et Maisonneuve (6) firent à l'Hôtel-Dieu en 1832 une série de recherches qui eurent pour résultat de démontrer d'une façon décisive l'existence de cette contraction que l'analogie, les faits cliniques et les expériences sur les animaux tendent également à faire admettre.

Il est de même plus que vraisemblable que l'ergot produit aussi des contractions dans les autres organes riches en fibres lisses ; un certain nombre d'expériences et de faits cliniques semblent le démontrer, bien que ces preuves ne soient pas à l'abri de toute critique.

L'observation directe des contractions des fibres de l'intestin sur l'animal ouvert n'a pas une grande valeur, car elle se produit toujours par le seul fait de l'opération. Peut-être, toutefois, le soin qu'ont pris MM. Laborde et Peton dans leurs expériences de ne faire agir l'ergotine qu'après que ces premières contractions avaient cessé, donnera-t-il un certain poids à leurs observations (7). Les mêmes contractions se manifestant clairement à travers les parois abdominales intactes et dessinant les anses intestinales comme dans l'étranglement interne, paraissent plus pro-

(1) Chapman. Element of therapeutic.
(2) Rutst's Magazin XL, 3 à 456.
(3) Thèse de Montpellier, 1825.
(4) Wien presse, 1869, X, 46.
(5) Annali universali di medicina, 1831.
(6) Bulletin de thérapeutique, 1832.
(7) Peton. De l'action physiologique et thérapeutique de l'ergot de seigle.

bantes et on ne peut objecter ici, comme on pourrait le faire dans un grand nombre de cas d'intoxication par l'ergot, une irritation du tube digestif, puisque l'ergotine a été introduite par voie hypodermique.

Il est pourtant un fait qui semble en contradiction avec cette dernière hypothèse : Si l'ergot fait contracter les fibres du rectum, pourquoi ne provoque-t-il pas la défécation ? Or, M. G. Sée parle positivement de la constipation observée chez les malades traitées par l'ergot et nous trouvons chez la plupart des observateurs bon nombre de témoignages du même genre. Il nous semble cependant que cet argument est loin d'être décisif.

Le mécanisme de la défécation est trop complexe pour qu'on puisse l'expliquer par le seul phénomène de la contraction intestinale. Or, si cette contraction tend à vider l'intestin (ce qui d'ailleurs ne serait démontré que si la contraction due à l'ergot portait *inégalement* sur le bol fécal), cette influence pourrait être contre-balancée par la sécheresse que doit présenter la muqueuse par le fait de la striction des vaisseaux qui la parcourent.

Enfin, si la constipation est souvent observée, un fait fort intéressant a aussi été relevé dans certaines observations : c'est le ténesme rectal qui, dans une observation due à M. Terrier et que nous reproduisons, fut assez marqué pour faire abandonner le traitement.

L'influence sur la vessie est plus facile à démontrer, et la fréquence de la miction à la suite de l'absorption de l'ergotine a été noté dans la plupart des expériences. M. Yvon qui a fait sur lui-même une série d'expériences à ce sujet avec la préparation qui porte son nom a notée des mictions répétées ne donnant lieu qu'à l'émission d'une faible quantité d'urine, et accompagnées d'une sensation spéciale de pression (1). Le Dr Wilminski fit des injections de solutions d'ergotine dans la vessie à des chiens ou à des lapins et constata dans tous les cas une prompte contraction (2). Le professeur Langenbeck a obtenu les meilleurs résultats des injections hypodermiques d'ergotine dans trois cas d'atonie vésicale chez les vieillards ; immédiatement après les malades urinaient abondamment (3).

Bien d'autres organes possèdent encore des fibres musculaires lisses, mais c'est plus par analogie que par démonstration directe que l'on devra conclure à leur impressionnabilité par l'ergot. La guérison de varicocèles par le Dr Valeriano et le Dr Ciattaglia (4) pourrait être invoquée comme preuve de la contraction du scrotum ; la diminution notable de la rate notée par Dacosta (5) dans deux cas de leucémie pourrait peut-être aussi être regardée comme une preuve de la contraction des fibres propres de cet organe ; mais dans ces deux circonstances les éléments du problème sont trop complexes pour qu'on puisse en tirer des arguments sérieux.

(1) Peton. Loc. cit.
(2) Journal de thérapeutique, 1875, p. 371.
(3) Medical Times, avril 1877.
(4) Alm. di therapie, 1874.
(5) Schmidt's Jahrbucher, t. IV, p. 286, 1876.

DEUXIÈME PARTIE

Après avoir passé en revue les divers éléments dont l'intervention peut modifier la marche d'une hémorrhagie sous l'influence de l'ergotine, examinons maintenant comment ces éléments doivent entrer en jeu dans les différents cas.

On est toujours fort exposé à être accusé de témérité lorsqu'on cherche à expliquer le mode d'action d'un médicament quel qu'il soit ; car cette explication suppose la connaissance de deux notions le plus souvent bien incertaines, celle des propriétés du médicament, et celle de la nature des accidents qu'il est destiné à combattre. Si cependant il est des cas où l'on est autorisé à hasarder une interprétation, il nous semble qu'un sujet comme le nôtre comporte bien une tentative de ce genre.

Combien y a-t-il, en effet, de médicaments plus simples et plus logiques dans leur action que l'ergot, et quel est le processus pathologique plus facile à comprendre et d'une nature moins complexe qu'un phénomène d'ordre mécanique comme une hémorrhagie ?

Et pourtant, même dans des conditions aussi favorables, nous verrons souvent le problème se compliquer de l'intervention d'une foule d'éléments divers, agissant souvent en sens contraire, et dont il sera quelquefois bien difficile de déterminer le mode et surtout la mesure d'action.

Aussi, nous l'avons déjà dit, et nous tenons à la répéter,

si nous cherchons souvent à nous rendre compte au point de vue théorique du mécanisme suivant lequel les injections d'ergotine peuvent modifier une hémorrhagie, nous ne donnons nos interprétations qu'à titre d'hypothèses plus ou moins hasardées. Notre but sera surtout de rechercher les concordances qui doivent exister entre les aperçus théoriques et les constatations cliniques des faits soigneusement observés, et c'est toujours à ce dernier mode d'investigation que nous donnerons la préférence lorsqu'il s'agira d'émettre des conclusions pratiques.

D'après les distinctions que nous avons établies entre les différents mécanismes suivant lesquels les injections d'ergotine pourraient produire l'hémostase, nous pouvons diviser en trois groupes les hémorrhagies qui paraissent susceptibles d'être modifiées par elles.

Dans un premier groupe, nous placerons les hémorrhagies siégeant dans des tissus dépourvus de fibres lisses propres.

Dans un second, nous examinerons celles qui ont lieu dans des organes présentant, outre les fibres des tuniques vasculaires, une quantité de fibres lisses suffisante pour qu'on puisse leur attribuer une action spéciale.

Enfin, le troisième groupe, formé par les organes où la fibre lisse domine, ne nous présentera à étudier qu'une seule hémorrhagie, l'hémorrhagie utérine, mais celle-ci aura pour nous par ses variétés et par son importance plus d'intérêt que toutes les autres.

I.

Hémorrhagies siégeant dans les organes dépourvus de fibres lisses.

Le mécanisme le plus simple que l'on puisse prêter à l'ergotine pour expliquer son action dans les hémorrhagies de cette nature, est la diminution de calibre dans les vaisseaux rompus, cet effacement des vaisseaux entraînerait celui de l'orifice par où s'échappe le sang, dès lors son écoulement se trouverait diminué.

Mais cette hypothèse, qui d'ailleurs ne peut s'appliquer qu'aux vaisseaux munis d'une tunique musculaire, ne semble guère acceptable. L'ergotine n'a pas d'action élective sur les vaisseaux rompus ; or, si elle resserre assez ceux-ci pour y arrêter le cours du sang, elle commencera par arrêter la circulation dans le poumon comme cela paraît avoir lieu, d'après la remarque de Holmes, quand on injecte de très-fortes doses chez les chiens. L'agitation et les cris d'angoisse de ces animaux semblent en effet être en rapport avec leur état asphyxique. Si au contraire l'ergotine ne détermine qu'une contraction très-modérée sur les vaisseaux rompus, elle produira aussi le même rétrécissement sur toutes les artérioles terminales du système aortique. Ce rétrécissement modéré aura pour conséquence nécessaire une augmentation de pression porportionnelle à son intensité dans toute l'étendue des ramifications de l'aorte, et cette augmentation de pression par son action nocive compensera l'action favorable du rétrécissement de l'orifice d'écoulement. Ce mécanisme ne serait donc acceptable que si l'ergotine n'était injectée que dans les vaisseaux de l'organe donnant du sang.

Nous trouvons dans Holmes une explication plus satisfaisante, applicable aux hémorrhagies dues à la rupture des capillaires vrais dénués de tunique musculaire. « Le resserrement des artérioles aortiques augmente bien la résistance que leur étroitesse oppose au cours du sang, ce qui sans doute augmente sa vitesse, mais pas au point de compenser la résistance augmentée ; en sorte que l'écoulement ou ce qu'on appelle la *dépense* en un temps donné est diminué. » Le calibre des capillaires n'étant pas modifié et leur dépense restant la même tandis que la quantité qu'ils reçoivent est moindre, leur tension, normalement supérieure à la pression veineuse tend à se rapprocher de cette dernière.

Cette explication, qui n'est applicable qu'aux hémorrhagies des capillaires proprement dits, suppose toujours une diminution notable du calibre des ramifications aortiques. Mais cette diminution se produit-elle d'une façon bien accentuée sous l'influence des doses thérapeutiques ? L'élévation de tension artérielle, qui est le meilleur indice de ce rétrécissement, ne se produit qu'à un faible degré avec les doses fortes que Holmes injecte chez les animaux ; nous la voyons même manquer dans une de ses expériences. Les caractères du pouls dont la dureté semble toujours diminuée à M. G. Sée et n'est jamais notablement augmentée suivant Trousseau, prouvent que cette tension n'est pas forte.

Aussi de deux choses l'une : ou bien il faut admettre que l'ergotine ne rétrécit pas sensiblement les artérioles aortiques, ou bien il faut invoquer un nouveau mécanisme pour expliquer comment la striction des artérioles terminales de l'aorte n'entraîne pas d'élévation notable dans la pression de ce système.

Mais on peut encore expliquer l'hémostase d'une façon différente. Le phénomène qui paraît le plus remarquable, dans les expériences de Holmes, est la dépression artérielle consécutive à l'action de l'ergotine sur les ramifications de l'artère pulmonaire dont les fibres lisses s'offrent les premières à son action. Cette chute considérable de la tension sanguine du système aortique pourrait jouer un rôle très-important dans le mécanisme de l'hémostase par action directe sur les vaisseaux. Il est vrai qu'elle est de courte durée dans les expériences de Holmes ; mais Holmes injectait directement dans les veines et en une seule fois, tandis que l'injection sous-cutanée verse plus lentement l'ergotine dans le système des veines caves et par conséquent doit agir plus longtemps et plus également sur la totalité du poumon. D'ailleurs, quand cette dépression serait courte, la chute momentanée de la pression ne peut-elle pas suffire à hâter la formation des caillots qui se produiraient plus tard spontanément ou sous l'influence des causes les plus légères, cette dépression artérielle ne peut-elle donner à la surface saignante le temps de se décongestionner un peu ? Que faut-il, en effet, pour provoquer l'arrêt d'une hémorrhagie des petits vaisseaux ? La situation élevée de la face ne suffira-t-elle pas souvent à arrêter l'épistaxis, tandis qu'une position déclive augmentera notablement l'écoulement du sang ? Le repos absolu n'est-il pas un des meilleurs moyens d'arrêter l'hémoptysie ? La compression digitale exercée au fond d'une plaie pendant quelques intants seulement ne suffit-elle pas souvent pour provoquer l'oblitération d'une atériole relativement volumineuse ? Les plus légères modifications de tension vasculaire doivent avoir sur les hémorrhagies de petits vaisseaux une influence très-considérable, et cette modification n'a pas besoin d'être de longue durée pour faire sentir son action.

Si donc il est prouvé que l'ergotine exerce une influence favorable sur les hémorrhagies par son action directe sur les vaisseaux, il nous semble que c'est surtout par son action sur les artérioles pulmonaires qu'elle doit produire cet effet.

Ce n'est pas que nous n'admettions dans une certaine mesure l'explication qui nous a été donnée précédemment par Holmes, mais nous pensons que ces deux actions doivent se surajouter et se compléter l'une l'autre, tout en réservant le rôle principal à la constriction pulmonaire qui doit être le premier et le plus accentué des deux phénomènes, et sans laquelle la réalité de la construction aortique ne saurait être admise.

Voici maintenant comment nous résumons les faits combinés de cette double action de l'ergotine sur le système aortique d'une part, sur le système pulmonaire de l'autre:

1° D'abord sous l'influence du rétrécissement des ramifications de l'artère pulmonaire: *diminution notable de la tension* dans le système aortique et dans les capillaires qui lui font suite ;

2° Puis, à mesure que l'ergotine arrive dans ce système: *resserrement des artérioles de l'aorte* avec nouvelle diminution de tension dans les capillaires généraux et tendance à une augmentation proportionnelle de pression au-dessus des artérioles rétrécies. Mais cette augmentation n'a pas lieu à cause de l'action *persistante* de la contraction des artérioles pulmonaires. Dès lors, cette tendance à l'élévation de tension n'aboutira plus qu'au simple rétablissement de la pression normale primitivement abaissée.

Il n'est pas vraisemblable que la striction pulmonaire dure aussi peu de temps que la dépression artérielle indiquée sur les tracés, comme le suppose Holmes dans ses conclusions. La courte durée de cette dépression semble plutôt en rapport avec le temps que met l'ergotine à aller du poumon aux capillaires aortiques et à les faire contracter. Les artérioles pulmonaires doivent continuer à former une barrière lentement traversée par le sang qui tendrait à remplir le système aortique rétréci, et derrière laquelle s'accumulera le sang veineux, dont la tension sera dès lors nécessairement accrue.

Cette augmentation de la tension veineuse ne fera-t-elle pas sentir son influence jusque sur les extrémités terminales des capillaires généraux et ne contre-balancera-t-elle pas l'effet salutaire des actions précédentes ?

Que cette accroissement de tension veineuse puisse faire sentir son action sur les capillaires, dans une certaine mesure, nous ne saurions le contester, mais cette tension veineuse sera-t-elle assez accrue pour compenser les influences favorables de la contraction artérielle, nous ne saurions l'admettre.

La capacité du système veineux est si vaste et ses parois sont si faciles à dilater, si on le compare au système artériel, qu'une quantité relativement considérable de sang peut s'y emmagasiner sans augmenter bien notablement sa tension.

Or celle-ci restant toujours notablement inférieure à celles des capillaires n'aura sur leur tension qu'une influence secondaire. Elle mérite toutefois d'être prise en considération, et dès lors nous tirerons cette conclusion que, *dans une hémorrhagie purement veineuse, l'action de l'ergotine sera plus nuisible qu'utile; que, dans une hémorrhagie capillaire, l'action favorable de l'ergotine peut être légèrement entravée par cet accroissement de tension veineuse ; enfin dans les hémorrhagies de nature artérielle, cette influence fâcheuse ne pourra plus se faire sentir.*

Si nous nous étendons longuement su, le mode d'action que l'on peut vraisemblablement attribuer à l'ergotine dans les hémorrhagies des organes dénués de fibres propres, ce n'est pas que ce groupe présente un bien grand intérêt. Mais ce mécanisme, dans lequel l'action hémostatique porte seulement sur les tuniques vasculaires est applicable aux hémorrhagies des autres groupes et nous devrons l'invoquer dans ces différents cas soit à titre d'agent principal, soit à titre d'agent auxilliaire.

Epistaxis.

Parmi les hémorrhagies de notre premier groupe, nous n'en trouvons qu'une seule qui semble comporter véritablement l'emploi des injections d'ergotine, c'est l'hémorrhagie de la muqueuse nasale. Encore l'épistaxis présentera-t-elle rarement son indication puisque dans les cas légers elle s'arrêtera sous l'influence des moyens les plus simples et que dans les cas graves on pourra lui opposer un traitement bien autrement puissant et plus sûr, le tamponnement des fosses nasales. Toutefois, ce moyen étant fort pénible pour le malade et demandant une certaine habileté manuelle de la part du médecin, on a pensé que dans certains cas on pouvait essayer de l'ergotine avant de recourir au tamponnement.

Ce n'est pas d'aujourd'hui que date le traitement de l'épistaxis par l'ergotine et l'ergot en nature, Sparjani, Pignacca et Cabini semblent avoir employé l'ergot avec succès dans cette hémorrhagie ; mais les faits rapportés par eux et par ceux qui les ont suivis sont trop peu nombreux et trop difficiles à apprécier pour que l'on puisse en tirer des conclusions bien certaines.

Nous dirons à propos de l'hémoptysie, qui par son importance mérite de nous arrêter plus longtemps, que d'une manière générale l'injection d'ergotine pratiquée à distance doit avoir sur l'ergotine absorbée par les voies digestives une efficacité plus grande et plus marquée, contentons-nous de faire remarquer ici, que l'on pourrait peut-être attribuer quelquefois à l'injection dans l'épistaxis une supériorité de plus, l'avantage d'une action locale et prépondérante sur les vaisseaux de la région intéressée. Toutefois, les observations sont encore trop peu nombreuses pour être bien démonstratives, et nous nous bornons à donner le résumé des observations suivantes qui semblent fort favorables à l'épistaxis traité par les injections d'ergotine, sans vouloir nous prononcer sur la mesure de son efficacité.

Observation I.

(Recueillie par le Dr Porak, dans le service de M. Moutard-Martin et publiée par MM. Laborde et Peton, dans la Tribune médicale.

V... (François), vernisseur, âgé de 19 ans, entre à l'hôpital Beaujon, service de M. Moutard-Martin, le 28 septembre 1876.

Depuis six semaines, céphalalgie, vertiges et épistaxis répétées; la première épistaxis a duré vingt-quatre heures.

Le 28 septembre, à 7 heures du matin, il est pris d'un saignement de nez qu'aucune médication ne peut arrêter.

Vers 4 heures, on lui fait en dehors et en haut de la lèvre gauche, près du sillon naso-labial, une injection de 20 gouttes de la solution au 1/16 d'ergotine Bonjean.

Au bout de 20 minutes, l'hémorrhagie décroît très-sensiblement. Une demi-heure après elle a complétement cessé.

Le malade quitte l'hôpital quelques jours plus tard complétement guéri et sans avoir éprouvé de nouveaux accidents. La piqûre a laissé une très-légère induration.

Observation II.

(Recueillie par M. Colson, dans le service de M. Bucquoy, et publiée par MM. Laborde et Peton, dans la Tribune médicale.

Un homme de 64 ans, alcoolique, trouvé sur la voie publique est atteint d'épistaxis abondante. Transporté a l'hôpital Cochin on lui fait une injection d'ergotine (20 gouttes d'une solution au 1/16) quarante-huit heures après le début de l'hémorrhagie qui n'est pas encore arrêtée.

Dix minutes après l'injection, on constate que l'hémorrhagie diminue. Vingt minutes après, elle a complétement cessé.

Le malade reste 4 jours à l'hôpital. L'hémorrhagie ne reparaît pas.

Il ne s'est rien produit au niveau de la piqûre.

Observation III.

(De l'action physiologique et thérapeutique de l'ergot de seigle, p. 97. Etude expérimentale et clinique, par le Dr H. Peton).

Le 18 décembre 1877, une épistaxis assez abondante se déclare ; elle continue jusqu'à quatre heures et met la vie de la malade en danger.

On injecte 20 gouttes de la solution au 1/16 sous la peau de l'épaule. Un quart d'heure après, l'écoulement sanguin a complétement cessé et n'a pas reparu.

Observation IV.

(Irish hospital Gazette et Medical Times, may 1874) (1).

Un jeune homme phthisique, atteint d'épistaxis rebelle depuis une semaine, traité sans succès pendant quatre jours par la glace et le perchlorure de fer, fut complétement guéri après deux injections de 0,06 centigr. d'ergotine.

Observation V.

(Drasche. Schmidt's Jahrbucher Band 164, ns 2, 1874).

Un malade, atteint de catarrhe chronique du sommet du poumon, était pris chaque matin, depuis huit jours, d'un saignement de nez

(1) Journal de thérapeutique, p. 36, 1876. (Nous ne donnons cette observation que sous réserve. L'auteur de l'article n'indiquant pas la source d'où elle émane, nous avons lieu de croire qu'elle n'est qu'un résumé de la suivante.)

dont la quantité variait entre 2 et 4 onces. Cet état était accompagné de vertiges.

Pendant quatre jours, on oppose vainement aux accidents la glace et le perchlorure de fer.

Enfin, on fit au malade une injection hypodermique d'ergotine équivalente à un grain (0,06 centigr.), et les matins suivants il ne s'écoula plus des fosses nasales que quelques gouttes de sang.

Les injections ayant été répétées, les épistaxis et les vertiges cessèrent et ne se reproduisirent pas pendant les quatorze jours que dura l'observation.

Observation VI.

(Drasche).

Un malade, présentant les symptômes de la maladie de Bright, était également affecté d'épistaxis qui se renouvelaient de même chaque matin régulièrement et depuis un temps fort long.

Ces accidents cessèrent complètement après que l'on eut pratiqué au malade une injection d'ergotine.

Purpura hémorrhagique.

Cette affection est trop rare et sa nature trop peu connue pour que nous puissions accorder une grande confiance aux conclusions que l'on pourrait tirer de quelques tentatives faites dans le but d'enrayer ses accidents par les injections d'ergotine. Nous citons toutefois rapidement les résultats que nous connaissons, pensant que ce traitement, d'ailleurs fort rationnel, pourrait peut-être rendre des services dans une affection sur laquelle on a peu de prise

OBSERVATION VII.

(Recueillie par le Dr Lane. British med. J., novembre 1874).
(Résumée) (1).

Miss M..., âgée de 16 ans, fut prise, dans le cours d'une fièvre typhoïde, trois semaines après le début, des accidents d'épistaxis répétées et abondantes. Quarante-huit heures après, des taches de purpura se montrèrent sur toute la surface du corps en même temps que survinrent des hémoptysies, de l'hématémèse et de l'hématurie. On employa en vain tous les astringents. Les hémorrhagies continuèrent et la malade était plongée dans un état syncopal des plus graves.

Le Dr Lane, considérant que le purpura hémorrhagique est plutôt une affection des capillaires qu'un défaut de fibrine dans le sang, pratiqua une injection hypodermique de 0,06 centigr. d'extrait aqueux d'ergot. Peu après, les hémorrhagies nasale, vésicale, stomacale et intestinale s'amendèrent, et il n'apparut que quelques rares taches de purpura à la surface du corps.

La seconde injection fit cesser la perte du sang ; la malade guérit.

OBSERVATION VIII.

(Drasche. Schmidt's Jahrbucher, Band 164, n° 2, 1874.

Chez un malade de 28 ans, atteint de péritonite chronique, étaient survenus des accidents scorbutiques depuis quatre semaines.

Ces accidents s'accompagnèrent plus tard de nombreuses extravasations sanguines de la peau, qui apparurent à la partie inférieure des cuisses.

Malgré la diète et un traitement antiscorbutique, de nouvelles hémorrhagies se produisirent les jours suivants avec une abondance considérable. Deux injections (de 1 grain ou 0,06 centigr.) d'ergotine furent pratiquées coup sur coup sur les deux cuisses.

Pendant cinq jours aucune extravasation ne fut constatée. Les taches se montrèrent de nouveau alors, mais à un moindre degré.

(1) Journal de thérapeutique, 1875, p. 325.

Hémorrhagie cérébrale.

Les injections d'ergotine ont été essayées par le Dr Forster dans l'hémorrhagie cérébrale, et suivant lui avec succès. Assurément nous ne voudrions pas nier que l'ergotine pût rendre quelque service dans les cas où l'hémorrhagie semble se faire lentement, mais pour apprécier son effet d'après les résultats cliniques , il faudrait se fonder sur un bien grand nombre d'observations.

Or, quand même l'utilité des injections d'ergotine dans le cas qui nous occupe serait reconnue d'une façon certaine, on n'aurait que rarement l'occasion de les appliquer, parce que le plus souvent le moment de leur efficacité serait souvent passé, et de plus, lorsqu'on se trouverait en face d'un de ces cas douteux où l'on ne sait si l'on est en présence d'une hémorrhagie ou d'un ramollissement, on n'oserait intervenir, car l'injection d'ergotine augmentant l'anémie cérébrale serait formellement contreindiquée dans l'hypothèse du ramollissement. Voici, toutefois, en abrégé les observations du Dr Forster. observations qui d'ailleurs ne sont pas extrêmement probantes :

OBSERVATIONS IX et X.

(Publiées par le Dr Forster. The Lancet, 21 septembre 1878).

I. Appelé près d'un malade de 72 ans qui vient d'être frappé d'une attaque d'apoplexie une demi-heure auparavant, le Dr Forster constata tous les symptômes de l'apoplexie ordinaire. Le coma augmentait pendant qu'il faisait administrer les remèdes usités en

(1) Hervieu. Etude critique et clinique sur l'emploi du seigle ergoté. Paris, 1878.

pareil cas. Il fit alors une injection sous-cutanée d'ergotine à l'avant-bras. L'état comateux sembla aussitôt s'arrêter et le malade guérit.

II. Dans un cas analogue au précédent, mais où le malade était âgé de 64 ans, le Dr Forster fit l'injection d'ergotine immédiatement, et le coma qui n'était déjà pas complet au moment de son arrivée, n'augmenta plus et disparut rapidement. Le malade guérit.

Hémorrhgie pulmonaire.

Jusqu'ici, le mécanisme, suivant lequel les injections d'ergotine ont pu exercer leur influence sur les hémorrhagies précédemment examinées, semble à peu près identique, mais dans l'hémorrhagie pulmonaire, l'ergotine agira d'une façon fort différente. Nous avons vu qu'elle aurait pour effet principal d'augmenter la tension dans l'artère pulmonaire et surtout dans ses ramifications.

La pression sera au contraire abaissée dans les capillaires et surtout dans les veines de même nom. Si ce sont ces deux derniers ordres de vaisseaux qui sont seuls lésés, l'ergotine pourra agir favorablement, mais à la condition que les artérioles pulmonaires soient intactes. Si ces artérioles sont ouvertes, l'action de l'ergotine sera nécessairement beaucoup plus nuisible qu'utile. Comme, il est mal aisé de faire ce diagnostic, on est obligé d'admettre au moins la probabilité de la dernière lésion, qui devrait même être regardée comme la plus vraisemblable si l'on a égard à la couleur du sang expectoré. Ainsi, dans cette hémorrhagie lorsqu'on a pu la diagnostiquer, il nous semble qu'on devra s'abtenir. Telle a d'ailleurs été, croyons-nous, la conduite de la plupart des médecins qui emploient le plus volontiers les injections d'ergotine, car nous n'avons trouvé nulle part d'observation relative au traitement de cette hémorrhagie par la méthode qui fait le sujet de notre étude.

II

HÉMORRHAGIES DES ORGANES PRÉSENTANT DANS LEUR STRUCTURE UNE QUANTITÉ NOTABLE DE FIBRES MUSCULAIRES LISSES.

L'action de l'ergotine, sur les hémorrhagies de cette catégorie, doit se manifester ici d'une manière plus complèxe que dans celle de notre premier groupe. L'ergotine se trouve en effet en présence de deux éléments soumis à son influence, et qui, après l'avoir subie pourront réagir chacun à leur manière sur la marche de l'hémorrhagie. Nous devons donc tenir compte de deux actions différentes : 1° l'action sur les fibres lisses des vaisseaux ; 2° l'action sur les fibres propres de l'organe.

Nous avons étudié dans le chapitre précédent le mécanisme de l'action directe de l'ergotine sur les vaisseaux, nous n'y reviendrons que pour étudier les diverses modifications qu'il peut présenter dans les différents cas. Quant à l'action sur les fibres propres de l'organe, son mécanisme doit se résumer d'une façon générale dans une constriction exercée sur le vaisseau et tendant ainsi à diminuer son calibre. On conçoit que cette action, quelque faible qu'on la suppose, puisse avoir lorsqu'elle existe, une influence notable, puisque le rétrécissement du vaisseau, obtenu par ce moyen, n'aura pas pour conséquence d'augmenter derrière lui la tension du sang.

Hémorrhagie bronchique.

On reprochera peut être à notre division d'étudier séparément deux hémorrhagies qui ont pour caractère commun un même siége, le poumon une même voie, la trachée un même nom, l'hémoptysie. Mais de même que ces deux affections diffèrent essentiellement par leur nature, elles en diffèrent aussi le plus souvent par leurs caractères cliniques. D'ailleurs si dans certains cas le sang venu des vaisseaux pulmonaires ne présentait pas la coloration foncée qui lui est propre, on serait en droit d'admettre que probablement les vaisseaux lésés sont des capillaires ou des veines, et dès lors, l'injection d'ergotine que nous croirons recommandable dans l'hémorrhagie bronchique ne serait plus préjudiciable au malade, ainsi que nous l'avons vu à propos de l'hémorrhagie pulmonaire.

De toutes les hémorrhagies siégeant dans les organes présentant peu de fibres lisses dans la structure, l'hémorrhagie bronchique est de beaucoup la plus importante si l'on a égard à sa fréquence, à son abondance et à sa gravité ; aussi parmi tous les agents employés contre les hémorrhagies non chirurgicales, il en est peu qui n'aient été essayés contre elle.

L'ergot a donc été souvent tenté contre cet accident. Sparjani (1) est le premier qui traite de la sorte l'hémorrhagie bronchique; Pignacia, Cabini (2) et Bazzoni (3), l'imitèrent, mais leurs succès paraissent douteux et Trousseau (4) qui suivit leur exemple ne paraît accorder à ce traitement

(1) Annali universali di medicina, 1830, marzo, XXVIII, 23.

(2) Annali universali, ibid.

(3) Annali universali Febrajo, 1831.

(4) Trousseau, Pidoux et C. Paul, t. II, p. 63, 9e édit.

qu'une médiocre confiance. En effet, pour être probante, il aurait fallu que l'action de l'ergot se montrât constamment bien efficace, car le caractère si variable de la durée de l'hémoptysie ne permet guère, pendant les 20 ou 30 minutes qui suivent l'absorption du médicament, de discerner si sa cessation a eu lieu spontanément ou sous l'influence de l'ergot.

Un grand nombre de médecins continuèrent néanmoins à traiter les hémoptysies par l'ergot et surtout par l'ergotine, qui fut bientôt préférée à celui-ci dans les hémorrhagies non puerpérales à cause de sa facile administration. Mais l'ergotine absorbée par les voies digestives n'a encore obtenu dans l'hémorrhagie des voies respiratoires que des succès douteux.

L'application de la méthode hypodermique à l'ergotine semble donner des résultats bien plus démonstratifs, et depuis que ce traitement commence à s'introduire dans la pratique, un assez grand nombre de faits viennent plaider en faveur de son efficacité. Comment une modification due à la voie d'absorption peut-elle causer cette différence? Ceci pourrait tenir à plusieurs causes. D'abord la rapidité beaucoup plus grande de l'action de l'agent modificateur introduit sous le derme, permet de reconnaître plus sûrement son efficacité si elle est réelle, et rend ses succès moins douteux.

Lorsqu'on a vu souvent une hémoptysie durant depuis longtemps, s'arrêter dans les 5 minutes qui suivent l'injection, il est bien juste de rapporter à celle-ci la cause de l'hémostase.

Il se pourrait de plus que l'altérabilité de l'ergotine par les sucs digestifs rendît son action moins constante lorsqu'elle est introduite par la voie stomacale.

Enfin si nous cherchons à nous rendre compte de l'action que l'on peut prêter à l'ergotine d'après les données experimentales que nous avons examinées précédemment, nous trouvons une diffépence notable dans le mécanisme suivant lequel peut agir le médicament.

Lorsque nous injections de l'ergotine à un malade atteint d'hémoptysie, comment ce médicamment peut-il agir sur cet accident? C'est d'abord, nous l'avons vu en portant son action sur les petites artères du poumon, et diminuant ainsi la tension aortique, puis en resserrant les artérioles bronchiques et en diminuant ainsi la tension des capillaires qui leur font suite.

Le système des vaisseaux à sang rouge se sera vidé dans le système des veines générales qui ne subiront l'action de l'ergotine qu'après que celle-ci se sera en partie épuisée sur les artérioles pulmonaires et aortiques. Cet affaiblissement probable de l'action de l'ergot, joint au peu de résistance de leurs parois, leur permettra de se laisser facilement dilater par cet excès de liquide. Mais la vaste capacité de ce système s'opposera par son étendue à une distension appréciable de ces vaisseaux.

Dans les cas d'absorption par les voies digestives, les phénomènes ne suivront plus le même ordre. L'ergotine, plus ou moins altérée par les sucs digestifs, sera absorbée par quelques-unes des origines de la veine porte. Cette action pourra équivaloir à l'action exercée sur les origines des vaisseaux qui résorbent l'injection hypodermique, action négligeable probablement, puisqu'elle ne doit porter que sur un petit nombre de vaisseaux à fibres lisses. Mais après avoir parcouru la veine porte, elle rencontre les ramifications terminales de ce vaisseau; c'est alors qu'elle doit épuiser sur ces divisions vasculaires riches en fibres musculaires (et avec lesquelles elle reste bien plus longtemps en contact que dans les ramifications artérielles) une notable quantité de son action.

Ainsi, cette action s'exerçant primitivement sur la veine porte au lieu d'influencer d'abord le poumon, pourrait peut-être expliquer jusqu'à un certain point, si elle est bien réelle, l'écart si considérable qui existe entre les doses hypodermiques et les doses stomacales usitées pour produire un effet égal. En effet, cet écart, qui est beaucoup plus grand que celui que présentent les autres médicaments entre leurs doses stomacales ou hypodermiques, est, comme nous le verrons plus loin, assez difficile à expliquer.

Mais nous n'avons pas à faire un parallèle entre les deux méthodes d'absorption ; nous avons surtout à nous occuper ici de la valeur absolue des injections d'ergotine.

Nous venons de voir que le mécanisme de l'hémostase par action immédiate sur les vaisseaux était applicable a l'hémorrhagie bronchique. Mais ici se présente une disposition anatomique dont l'effet, s'il est appréciable, ne peut être que favorable à l'action de l'ergotine. On sait que les veines qui partent des ramifications bronchiques de troisième et de quatrième ordre et de leurs divisions, vont se jeter dans les veines pulmonaires, et communiquent, d'autre part, largement avec le réseau des veines bronchiques (1). Les veines pulmonaires étant le point où la tension doit être tombée le plus bas par l'influence de l'ergotine, les capillaires bronchiques s'y videront plus facilement que s'ils ne se jetaient que dans le système des veines caves où la pression est augmentée. La pression tendra donc à s'abaisser encore dans ces derniers vaisseaux.

On peut encore invoquer en faveur de l'action hémostatique de l'ergotine son action sur les fibres propres des

(1) Sappey, Splanchnologie.

bronches. L'efficacité de cette action est assurément bien problématique, car, d'une part, l'influence de l'ergot sur elles n'a pas encore été démontrée directement; d'autre part, leur quantité absolue n'est pas bien considérable. Toutefois, si l'on remarque que ces fibres forment une couche serrée et relativement épaisse en rapport avec des tissus rigides ou élastiques, on devra concevoir la possibilité de leur intervention. Or, nous l'avons déjà dit, une intervention de ce genre, même très-légère, doit avoir une influence éminemment favorable, puisqu'elle diminue le calibre des vaisseaux lésés sans augmenter leur tension. D'autre part, le rétrécissement du calibre des bronches pourrait peut-être faciliter l'hémostase en comprimant les vaisseaux contre les caillots qu'elles peuvent contenir, par un mécanisme analogue au tamponnement? Mais, nous le répétons, nous ne donnons ce mécanisme que comme une hypothèse, dont on pourra tenir compte quand on voudra expliquer les résultats obtenus cliniquement par les injections d'ergotine dans l'hémorrhagie bronchique, résultats dont la valeur paraît réellement incontestable dans un grand nombre de cas.

Mais, avant d'exposer la série des faits cliniques d'après lesquels on devra juger de l'efficacité de la méthode, nous devons nous poser encore les questions suivantes :

1° Les injections sous-cutanées d'ergotine sont-elles applicables indistinctement à toutes les hémoptysies que l'on observe au début et dans le cours de la phthisie pulmonire?

2° Si elles peuvent agir efficacement sur la quantité de ces hémorrhagies, ne peuvent-elles pas aussi avoir une action défavorable sur les lésions pulmonaires qui les produisent ou qui les accompagnent?

Nous ne croyons pas qu'il soit encore possible de porter

sur ces deux questions un jugement suffisamment motivé. Les observations recueillies nous paraissent assez nombreuses pour permettre de constater, dans un grand nombre de cas, les heureux effets des injections d'ergotine dans l'hémoptysie, mais pas assez pour que l'on puisse comparer les résultats de manière à en tirer des conclusions bien solides.

L'insuffisance des documents expérimentaux nous oblige donc à raisonner surtout d'après des considérations théoriques.

M. Bucquoy (1) qui, nous l'avons dit, a obtenu de nombreux succès du traitement en question, n'aime pas à s'en servir dans les cas où les phénomènes congestifs ou inflammatoires sont intenses, et en particulier dans ceux qui ont été désignés sous le nom de *phthisis ab hemoptoe*. Il ne doute pas que l'on ne puisse obtenir ainsi la diminution du symptôme, l'hémoptysie, mais il craint d'augmenter les phénomènes inflammatoires ou congestifs qui peuvent résulter des modifications apportées à la circulation pulmonaire, et il aime mieux combattre en même temps la congestion pulmonaire et l'hémorrhagie qui l'acompagne en donnant l'ipéca suivant la méthode de Trousseau.

Cette opinion, si l'on n'a égard qu'à celui qui l'émet, mérite sans doute d'être prise en sérieuse considération ; toutefois, M. Bucquoy ne la donnant qu'à titre de simple hypothèse, nous nous permettrons de penser que ses craintes sont peut-être exagérées. L'ergotine augmente la tension du sang dans l'artère pulmonaire, circonstance assurément fâcheuse au point de vue de l'état congestif du poumon, mais elle diminue cette pression dans les capillaires et dans les veines qui lui font suite, modification éminemment

(1) Communication orale.

favorable à la résolution de cet état. Cette seconde influence doit bien compenser la première. Une observation due au Dr Massart (d'Honfleur) et que nous citons plus loin plaide en faveur de cette manière de voir.

Il est pourtant un cas, dans l'hémoptysie tuberculeuse, où les injections d'ergotine semblent théoriquement formellement contre-indiquées. C'est lorsque dans le cours de la troisième période de la phthisie pulmonaire l'hémorrhagie survenant brusquement et d'une façon en quelque sorte foudroyante peut donner à penser qu'elle est due à l'ulcération d'un rameau pulmonaire ou à la rupture des petits anévrysmes qui se forment quelquefois sur ces vaisseaux. Cet accident, qui d'ailleurs est très-rare (1), les cavernes déterminant le plus souvent l'oblitération de ces rameaux, ne rentrent plus dans l'affection qui nous occupe, car ce ne sont plus des hémorrhagies bronchiques, mais de véritables hémorrhagies pulmonaires. Une de nos observations (2) se rapporterait peut-être à un cas de ce genre.

Mais, nous le répétons, ces questions relatives aux contre-indications de la méthode ne doivent pas être résolue seulement d'après des considérations théoriques ; bornons-nous pour le moment à constater que les injections d'ergotine se sont montrées réellement efficaces dans des cas nombreux et variés.

C'est ce que semblent bien prouver les observations que nous avons rassemblées sur ce sujet.

C'est pour combattre l'hémoptysie que semblent avoir été pratiquées les premières injections d'ergotine.

Lobel, en 1867, Drasche, en 1869, et deux ans plus tard le Dr Jamieson les employèrent avec succès contre cet ac-

(1) Jaccoud. Traité de pathologie interne, t. II, p. 22, 1873.
(2) Observation XVI.

cident. Mais, soit que les résultats favorables de leurs expériences aient tardé à se faire connaître, soit que la crainte des accidents locaux attribués à l'ergotine, ou simplement la difficulté de se procurer une solution convenable aient retenu la plupart des médecins, ce traitement fut lent à se vulgariser.

Les résultats obtenus par Drasche étaient pourtant assez encourageants. Nous allons brièvement exposer le résumé de ses recherches portant sur 9 cas de tuberculose, dont les observations ont été publiées in extenso. Nous en empruntons l'analyse à Friedrich qui a donné un long et intéressant compte-rendu des recherches de Drasche sur les injections d'ergotine (1).

Notre cher maître le Dr C. Paul, qui fut en France un un des premiers à expérimenter les injections d'ergotine, et à qui l'on doit d'avoir attiré l'attention sur le degré d'intensité de leur action comparée à celle de l'ergotine absorbée par les voies digestives, fit porter exclusivement ses premières recherches sur les hémorrhagies utérines. Cependant, dans ces derniers temps, nous avons entrepris sous sa direction, sur le traitement des hémoptysies par les injections d'ergotine, une série d'expériences dont nous rapportons les observations.

Ces injections faites dans des cas très-variés, et souvent dans des circonstances assez défavorables, ont généralement donné des résultats qui semblent bien plaider en faveur de leur efficacité, nous les reproduisons indistinctement quelqu'ait été leur résultat.

(1) Schmidt's Jahrbucher, 1874, n° 2.

Observation XI.

(Service de M. C. Paul, salle Saint-Henry. Hôpital Lariboisière, n° 1 bis).

Houdard (Eugène), journalier, âgé de 39 ans, entre à l'hôpital Lariboisière le 22 mars 1879, dans le service de M. C. Paul. Sa maladie paraît avoir commencé seulement vers le 10 janvier de la même année, à la suite d'un refroidissement bien constaté. Le début des accidents fut signalé par des frissons et un état fébrile qui accompagna la toux pendant quinze jours.

Vers le 15 février, le malade commença à cracher quelques filets de sang ; bientôt ces crachements de sang furent plus considérables et se répétèrent pendant un mois, tous les deux ou trois jours. Ils n'ont pas cessé depuis. La percussion dénote une diminution de sonorité des deux côtés en arrière dans les fosses sus-épineuses, des râles muqueux aux deux sommets, expiration rude à droite, rude et soufflante à gauche. Récurrence du pouls très-prononcée.

Le 24, au matin. On pratique une injection de 1 gramme de la solution d'Yvon, étendue de moitié d'eau, sans obtenir de résultat appréciable.

Le 25, au matin. Une autre injection ne fait pas diminuer l'hémorrhagie.

Le 26, à la visite du soir. On pratique deux injections à 1 heure d'intervalle, soit 2 grammes de la solution d'Yvon pure. Le malade rend des crachats sanglants pendant qu'on pratique les injections. Il en rend encore deux ou trois pendant la nuit, mais à partir de ce moment il ne présente plus d'hémoptysie. Il éprouve de la somnolence après les injections.

Le 27. Une seule injection le soir, pas de crachement de sang.

Le 28. Pas de nouvelle hémoptysie, mais le pouls récurrent est aussi sensible. On pratique une injection.

Il n'y a pas d'hémoptysie les jours suivants.

2 avril. La récurrence du pouls persiste, on pratique 4 injections de la solution d'Yon, étendue (soit 2 grammes de la solution pure). Les injections sont faites sur les bras et le thorax. Le pouls s'est ralenti de 5 pulsations quelques minutes après les injections, mais

sans que sa force et sa récurrence fussent sensiblement modifiées. Il a présenté quelques intermittences. Le malade a dormi dans la journée pendant trois heures.

Le 5. Le pouls récurrent persiste, la toux n'a pas diminué, mais le malade n'a pas eu d'hémorrhagie.

Le 7. La récurrence diminue.

Le 14. La récurrence a cessé. L'état du poumon n'est pas meilleur, la toux n'a pas diminué mais l'hémorrhagie ne s'est pas reproduite.

Le 20. Pas d'hémoptysie nouvelle.

Cette observation qui n'est pas, si l'on veut, absolument démonstrative, semble pourtant montrer que des hémoptysies revenant tous les deux ou trois jours, durant quarante jours, n'ont pas été influencées sensiblement par des doses faibles, mais ont cédé dans l'espace de quelques heures à l'administration d'une dose relativement forte, 2 grammes de la solution d'Yvon (représentant 1 gramme d'ergot par centimètre cube). Nous y trouvons de plus un détail qui mérite d'être remarqué, c'est la récurrence du pouls qui n'a pas été modifiée par l'ergot, bien que l'hémorrhagie ait complétement cessé longtemps avant la disparition de ce phénomène.

Nous notons de plus la somnolence éprouvée par le malade.

Observation XII.

(Service de M. C. Paul, salle Sainte-Elisabeth. Hôpital Lariboisière, n° 33).

Ducasse (Angèle), modiste, âgée de 20 ans, entre dans le service le 24 mars, présentant les symptômes d'une bronchite capillaire assez intense. Elle a eu les années précédentes plusieurs bronchites simples dont une assez longue il y a deux ans.

La température a varié de 39 à 40° jusqu'au 3 avril, où la fièvre décroit légèrement. A ce moment la percussion dénote une matité légère aux deux sommets, et par l'auscultation on y constate de gros râles humides.

10 avril. Une première hémoptysie commence une heure avant la visite, la malade remplit un crachoir de sang rutilant et spumeux, qu'elle rend par petites quantités.

On lui fait au côté gauche 2 injections de 1 gramme chacune, d'une solution au 1/10e, soit 0,20 centigr. d'ergotine (représentant 3 gr. d'ergot.). Elle crache encore deux ou trois fois et l'hémorrhagie est complétement arrêtée dans les dix minutes qui suivent l'injection. La température, qui montait chaque soir d'un degré, ne s'élève pas ce jour là.

Les trois jours suivants se passent sans accident.

Le 14. Hémoptysie très-légère (quelques crachats).

Le 17. Nouvelle hémoptysie peu abondante.

Le 18. Hémoptysie abondante.

Le 19. L'hémoptysie a cessé depuis quelques heures, l'état général est très-mauvais. On pratique 2 injections de la solution d'Yvon, soit 0,25 centigrammes d'ergotine. L'hémorrhagie ne se reproduit plus.

Le 20. Pas d'hémorrhagie nouvelle ; la faiblesse est très-grande.

Le 21. La malade tombe dans un état comateux et succombe sans avoir présenté de nouvelle hémorrhagie.

Ici l'action de l'ergotine est manifeste ; la première hémoptysie cesse juste dans l'espace de temps nécessaire à l'ergotine pour pénétrer dans le torrent circulatoire.

Observation XIII.

(Service de M. C. Paul, salle Saint-Henry. Hôpital Lariboisière, n° 15.

Gethay (Eugène), garçon épicier, âgé de 20 ans, est pris vers le 20 mars, à la suite d'un refroidissement, d'accès de toux précédés de frissons.

3 avril. Il crache du sang en quantité notable et continue à en cracher mais moins abondamment les jours suivants. Il entre à l'hôpital le 5 avril.

Le 5 et le 6. Il continue à cracher du sang.

Le 7. Epistaxis. Le pouls n'est pas récurrent.

Le 8. Une hémoptysie sérieuse (un crachoir) a lieu à 6 heures du matin, mais elle a presque complétement cessé à l'heure de la visite. On lui administre à onze heures 0,25 centigr. d'ergotine en 4 injections pratiquées aux bras et à la poitrine. L'hémoptysie ne se reproduit pas ce jour là, ni le suivant.

La percussion donne à ce moment une matité accentuée dans toute la partie supérieure du poumon droit en avant et une matité légère en arrière du même côté.

L'auscultation révèle une absence presque complète du bruit respiratoire, de gros râles humides dans les deux tiers supérieurs en avant et en arrière, dans le poumon droit, avec des râles plus fins perceptibles surtout à l'inspiration à la partie moyenne et en arrière.

Le 10. Le malade rend deux ou trois crachats sanguinolents. T. 39°,9. Etat général mauvais, crachats fibrineux. On pratique 2 injections de la solution au 1/10°, soit 0,20 centigr. d'ergotine. L'hémoptysie ne se renouvelle que dans la soirée du lendemain et d'une façon très-légère.

Le 12. Une hémoptysie sérieuse se déclare dans la matinée (un crachoir environ). L'état général est mauvais. On pratique une injection de 0,10 centigr. d'ergotine, bien que le malade ne crache pas depuis quelques minutes. L'hémorrhagie ne se reproduit plus ce jour là ni les suivants.

Le 14.. Le malade a seulement rendu un ou deux crachats sanglants.

Le 22. Hémoptysie notable avec épistaxis. On pratique une injection d'ergotine de 0,10 centigr. dans un moment où l'hémorrhagie semble arrêtée. Ce jour et les deux suivants se passent sans hémorrhagie nouvelle, mais l'état général est très-mauvais.

Le 25. Hémoptysie assez abondante avant la visite.

Le 26. Le malade a toujours des hémoptysies, on ne fait pas d'injection.

Le 27. L'hémoptysie ne cesse pas.

Le 29. Le malade succombe le matin. Il a présenté des hémoptysies tous les jours depuis le 25.

Nous ne trouvons pas dans cette observation un seul

fait bien concluant, mais l'ensemble paraît pourtant montrer l'influence favorable de l'ergotine. 1° Quatre fois on pratique l'injection hypodermique chez un malade qui a des hémoptysies continuelles,et pas une seule fois l'hémorrhagie ne se reproduit avant les 36 ou 48 heures qui suivent l'injection ; 2° Une hémoptysie, se reproduisant quotidiennement depuis huit jours, s'arrête pendant deux jours à la suite d'une forte injection, pour ne recommencer que faiblement ensuite, et s'arrêter encore après une autre injection. Enfin, dans les derniers jours où l'on ne fait plus d'injection l'hémoptysie ne cesse plus.

Observation XIV.

(Service de M. C. Paul, salle Saint-Henry. Hôpital Lariboisière).

Boudet (Camille), âgé de 20 ans, se plaint de tousser depuis plus de trois mois. A peine rétabli il y a un mois, il est repris de la toux depuis huit jours. C'est au moment de cette rechute qu'ont commencé les hémoptysies qui n'ont presque pas cessé jusqu'au moment de son entrée (7 mai 1879). L'auscultation et la percussion révèlent aux deux sommets des lésions qui se rapportent au premier ou peut être au deuxième degré de la tuberculose pulmonaire ; antécédents héréditaires probables.

8 mai. Le crachement de sang n'est pas très-abondant, et peut être évalué à un demi crachoir ; le pouls est récurrent. On pratique deux injections d'ergotine et on applique 20 ventouses sèches ; l'hémorrhagie cesse complétement.

Le 9. Vers six heures du soir, hémoptysie abondante ; le malade a rendu près de deux crachoirs en l'espace de 20 minutes. On applique des synapismes et l'on fait des injections d'ergotine ; l'hémorrhagie s'arrête immédiatement. Le pouls n'est plus récurrent.

Le 10 et le 11, pas d'hémoptysie.

Le 12. Hémoptysie légère arrêtée par deux piqûres.

Le 14. Le malade n'a pas eu d'hémoptysie depuis.

Observation XV.

(Service de M. C. Paul, salle Saint-Henry. Hôpital Lariboisière).

Ney (Alphonse), mécanicien, âgé de 29 ans, malade depuis douze mois à peu près, a craché le sang pendant plus d'un mois, l'été dernier (tous les deux ou trois jours). Il entre à l'hôpital le 7 mai, se trouvant trop faible et trop essoufflé pour pouvoir continuer son travail, et crachant du sang tous les jours depuis deux semaines. Il ne tousse pas beaucoup, mais l'auscultation permet de reconnaître de la bronchite des deux sommets et une excavation à droite.

Le 7, jour de son entrée, il a rempli un crachoir et demi de sang.

Le 8. Il en a rendu à peu près autant. On fait alors deux injections d'ergotine à la région lombaire, mais l'hémorrhagie continue ce jour et le suivant.

Le 10. L'hémorrhagie diminue.

Le 11. L'hémoptysie est arrêtée. Elle ne s'est pas reproduite pendant les trois jours suivant pendant lesquels le malade a été observé.

A côté de ces faits, que nous croyons pouvoir considére comme favorables à la méthode employée, nous plaçons l'observation suivante qui est loin de présenter un résultat aussi satisfaisant. Mais dans ces cas, il y aurait lieu de se demander si l'insuccès ne pourrait pas recevoir une explication qui ferait de ce fait une preuve à l'appui de ce que nous avons avancé précédemment.

Observation XVI.

(Service de M. C. Paul, salle Saint-Henry. Hôpital Lariboisière, n° 21 bis).

Baud (Vincent), commissionnaire, âgé de 53 ans, tousse depuis trois mois et a beaucoup maigri depuis ce temps. Depuis quelques jours il se sent très-faible et entre à l'hôpital le 29 mars 1879. La percussion dénote de la matité en arrière aux deux sommets du tympanisme en avant ; l'auscultation ne fait reconnaître que des gargouillements et de gros râles muqueux et ronflants aux deux sommets, surtout à droite, mais pas de souffle. Il n'a pas de fièvre.

12 avril. Le malade a eu ce matin, vers cinq heures, une hémoptysie violente et subite, dont la quantité peut être évaluée à 150 grammes environ. Il a encore rendu quelques crachats sanglants depuis ce temps. Ces derniers, les seuls qu'on ait gardés, ne sont pas très-rutilants. C'est la première hémoptysie qu'il ait eue. On lui fait à 10 heures et demie une injection au bras, de 0,10 centigrammes d'ergotine. Le malade continue à cracher du sang dans la journée.

Le 13. Le malade a eu pendant la nuit une hémoptysie très-abondante. Le sang n'était ni rutilant, ni noir, comme le sang qui a séjourné hors des vaisseaux, mais avait la couleur du sang veineux. Mort à une heure de l'après-midi.

A l'autopsie, on trouve des cavernes au sommet droit, dont le tissu est infiltré et ramolli.

Nous le voyons, l'ergotine n'a eu dans ce dernier cas aucun effet. Mais ces deux hémorrhagies abondantes, survenant pour la première fois à vingt heures d'intervalle avec cette coloration foncée chez un homme de 53 ans, présentant des cavernes à parois ramollies et friables, ne doit-elle pas être attribuée à une lésion des ramifications de l'artère pulmonaire? Or nous ne saurions dans ce cas nous expliquer l'action hémostatique de l'ergotine. Cet insuccès d'ailleurs, quelqu'en soit la cause, ne saurait être bien contraire à la méthode puisqu'il ne porte que sur *une seule injection*. Or nous avons vu d'après les autres observations que souvent l'hémoptysie ne cédait définitivement qu'après plusieurs injections.

Enfin nous reproduisons à part l'observation suivante, à laquelle la nature douteuse des accidents ne permet guère d'assigner une place bien déterminée, et qui d'ailleurs ne peut être regardée ni comme un succès ni comme un échec.

Observation XVII.

(Service de M. C. Paul, salle Saint-Henry Hôpital Lariboisière).

Fallut (Eugène), âgé de 52 ans. Entré le 26 avril 1879. Depuis huit ans tousse et crache du sang en quantité très-notable (quelquefois un verre à la fois). Il perd souvent aussi du sang par des hémorrhoïdes. L'auscultation ne donne que des signes de bronchite. L'embonpoint est assez considérable, le visage coloré ; mais le malade présente un assez notable degré d'oppression.

Au moment de son entrée il crache du sang tous les deux ou trois jours.

12 mai. Hémoptysie à 2 heures et demie.

Le 13. L'hémoptysie continue. On fait deux injections d'ergotine. l'hémorrhagie ne s'arrête que le soir à 5 heures.

Le 14. L'hémorrhagie ne s'est pas renouvelée.

Drasche employait les injections d'ergotine dans l'hémoptysie liée à la tuberculose, lorsque les moyens ordinaires étaient restés sans succès. Il injectait l'ergotine à la dose de 1 grain ou 1 grain 1/2 (0,06 à 0,09 cent.).

Dans quatre cas d'hémorrhagies fortes et opiniâtres, chez des tuberculeux déjà fort avancés et chez qui l'on avait constaté la formation de cavernes, l'hémorrhagie s'arrêta à la suite de 1 à 3 injections. Une fois elle cessa après une seule injection. Dans les trois autres cas l'hémorrhagie persista après la première injection, ou ne cessa que pendant une heure, mais sa quantité diminua et elle fut remplacée par des crachats de sang noir et coagulé. Les injections suivantes la firent complétement disparaître.

Une fois l'ergotine donnée à haute dose par la voie stomacale ne produisit aucun effet, tandis qu'en injection hypodermique une petite quantité suffit pour produire un effet immédiat et tout à fait remarquable.

Dans quatre autres cas le succès de l'injection ne fut pas aussi parfait. Mais on pourra attribuer cette différence à ce que l'hémorrhagie était très-profuse ou continuelle, avait déjà duré longtemps, s'était extraordinairement et souvent renouvelée, ou bien avait son siége dans des cavernes très-vastes. Chez ces malades un plus grand nombre d'injections fut nécessaire, et on dut même en faire jusqu'à 6 ou 7 avant que l'hémoptysie cessât.

Dans un cas d'hémoptysie profuse, où le sang s'écoulait à flots, l'injection ne produisit pas le moindre effet.

Nous reproduisons in extenso l'observation suivante dans laquelle la tuberculisation pulmonaire était compliquée de scorbut :

Observation XVIII.

(Drasche. Schmidt's Jahrbucher, Band 164, n° 2, 1874).

Dans un cas de tuberculose chronique du poumon, compliqué de scorbut, survinrent de fréquents saignements de nez, pendant que se montraient des douleurs dans les jambes et de nombreuses extravasations de sang dans le tissu cellulaire sous-cutané ; en même temps des flots de sang étaient rendus par le poumon. On fit après avoir vainement essayé d'autres traitements, deux injections de un grain (0,06) d'ergotine dans la région des muscles grand pectoraux.

Environ six heures après les injections, au lieu de sang spumeux et rutilant qui s'écoulait en abondance, le malade ne rendait plus qu'un sang grumeleux et plus foncé ; le lendemain déjà l'expectoration était puriforme avec des stries sanguines, et les jours suivants on ne voyait que quelques rares filets de sang dans les crachats dont la plupart ne présentaient pas trace de sang.

Enfin, dans un deuxième cas où l'hémoptysie se produit sous l'influence d'une affection scorbutique aiguë, l'hémorrhagie, comme nous le verrons dans cette observation que nous reproduisons plus loin, à propos des hémorrhagies gastro-intestinales, s'arrêta pendant quatre heures à la suite d'injection d'ergotine.

Ainsi sur les dix derniers cas que nous venons de citer un seul s'est montré rebelle, et encore n'y aurait-il pas à se demander si cette hémoptysie profuse chez un malade probablement porteur de vastes cavernes n'était pas due à l'ulcération d'une ramification de l'artère pulmonaire? Nous avons vu que dans ce cas l'ergotine ne devait avoir aucun effet favorable. De toute façon cet insuccès ne prouve rien contre l'utilité des injections d'ergotine, car l'hémorrhagie s'étant évidemment produite par ouverture de vaisseaux volumineux, on ne peut demander à ce traitement de montrer son efficacité contre des accidents qu'il n'est pas destiné à combattre.

Le Dr John Hirscheld (d'Édimbourg) recommande aussi l'injection dans l'hémoptysie (1).

Observation XIX.

Dans un cas de phthisie récemment confié à mes soins, j'injectai sous la peau du bras quinze gouttes d'une solution d'ergotine. L'hémorrhagie s'arrêta. Environ quinze jours après, la malade fut prise d'une nouvelle attaque d'hémoptysie, fort grave cette fois. Je répétai l'injection d'ergotine avec le même succès, mais deux heures après l'hémorrhagie revint et je dus recourir au même moyen. Cette fois l'écoulement sanguin cessa complétement pour ne plus reparaître.

(1) Hervieu. Etude critique et clinique sur l'emploi du seigle ergoté. Paris, 1878.

Les Drs Jamisson et Stewart, qui employèrent aussi les injections d'ergotine, ont vu une violente hémoptysie s'arrêter rapidement par ce moyen.

Observation XX.

(Bulletin général de thérapeutique, 1871.)

Un homme de 40 ans, paraissant d'assez forte constitution, toussait depuis longtemps. Tout à coup et sans cause connue il fut pris de crachements de sang abondants. Ils duraient depuis vingt-quatre heures sans amendement, quand il se décida à faire appeler le Dr Jamisson. Celui-ci lui fit dans le tissu cellulaire du bras une injection de de 0,30 centigrammes d'ergotine délayés dans quelques gouttes d'eau. L'hémorrhagie s'arrêta. Le malade voulut reprendre son travail, mais le sang reparut au bout de trois jours. Une nouvelle injection fut pratiquée et le malade reçut la prescription de garder le repos absolu. L'hémoptysie cessa une seconde fois. Six mois plus tard, elle se reproduisit de nouveau avec intensité. Une seule injection en fit de nouveau justice.

On peut remarquer ici la constance des effets obtenus, mais on pourra y voir aussi une preuve de l'utilité des fortes doses. Trois observations du Dr Townsend (journal de thérapeutique, 1874), parlent également dans ce sens.

M. Bucquoy paraît être un des premiers qui ait traité l'hémoptysie par les injections d'ergotine. L'éminent médecin de l'hôpital Cochin, qui a eu l'extrême complaisance de nous faire part de ses résultats, a obtenu de nombreux succès par les injections d'ergotine dans l'hémoptysie. Dans la plupart des cas il a vu l'hémoptysie s'arrêter complétement presque immédiatement après l'injection, ou diminuer d'une façon notable. Il compte si bien sur l'efficacité de ce traitement qu'il tient à avoir toujours à sa portée un remède qu'il regarde comme si précieux.

Observation XXI.

(Recueillie par M. Colson, dans le service de M. Bucquoy, et publiée dans la Tribune médicale, septembre 1878).

Un homme de 42 ans, atteint de tuberculose pulmonaire avec ramollissement des deux sommets, a eu autrefois plusieurs hémoptysies.

Il entre à Cochin le 10 décembre 1877 avec une hémoptysie abondante qui dure depuis plusieurs heures.

On lui fait aussitôt une injection sous-cutanée de vingt gouttes de la solution d'ergotine au 2/30, quelques minutes après l'hémoptysie s'arrête, le malade ne rend plus que quelques crachats sanguinolents. Dans la soirée, le malade va bien, les crachats ne contiennent pas un seul filet de sang.

Le 3 janvier, l'hémoptysie reparaît, une injection de vingt gouttes l'arrête très-vite.

Le 18. Troisième hémorrhagie depuis l'entrée à l'hôpital. Elle est très-abondante. Vingt gouttes en injection la font cesser presque subitement.

Le 22. Le malade rend une demi-cuvette. Son état est très-grave, la face est pâle, couverte d'une sueur froide, l'angoisse est extrême. On injecte vingt gouttes. Une heure après, on revoit le malade qui est calme, qui respire bien et n'accuse plus aucune anxiété. Le reste de la journée s'est passé sans un seul crachat sanguinolent.

Le 26. Une nouvelle hémoptysie grave est arrêtée avec une injection de vingt gouttes.

Le 2 et le 4 février. Hémoptysies de moyenne intensité traitées comme ci-dessus avec le même succès immédiat.

En résumé, dans ce seul cas, nous voyons cinq hémorrhagies, trois fort graves, arrêtées toutes rapidement consécutivement aux injections.

Nous regrettons de n'avoir à citer qu'une seule observation des cas d'hémoptysie traités par M. Bucquoy, celui-ci est on le voit extrêmement favorable, nous savons qu'il n'est pas le seul.

M. Dujardin-Beaumetz a obtenu par injection d'ergotine un succès très-marqué dans un cas d'hémoptysie dont il a fait part à la Société de thérapeutique (1877), mais nous n'avons pas cette observation.

Les premiers essais de M. Moutard-Martin ne lui ayant pas semblé aussi démonstratifs, le savant médecin de l'Hôtel-Dieu dirigea presque uniquement ses expériences vers le traitement des métrorrhagies qui lui donnèrent comme nous le verrons de nombreux succès. Néanmoins, M. Moutard-Martin, qui nous exposa fort obligeamment les résultats de ses expériences, pense que l'on pourrait peut-être attribuer à l'insuffisance des doses l'explication de quelques essais infructueux. A l'appui de cette opinion, il nous a cité le Dr Roustan (de Cannes), qui dit avoir fort à se louer des injections d'ergotine dans les cas nombreux d'hémoptysie, qu'il est appelé à traiter. En effet le Dr Roustan qui n'aurait obtenu avec de faibles doses que des succès douteux aurait eu des résultats beaucoup plus favorables avec des doses relativement élevées.

Le Dr Massart (de Honfleur) a eu beaucoup a se louer des injections d'ergotine dans le traitement de l'hémoptysie. Nous reproduisons deux de ses observations, publiées dans le travail du Dr Peton sur l'action physiologique et thérapeutique de l'ergot de seigle.

Observation XXII.

(Dr Massart, de Honfleur).

M. P..., 27 ans, instituteur, a une caverne au sommet droit.

Appelé auprès de lui le 20 mars 1878 on me présenta une cuvette contenant environ un litre de sang qui venait d'être rejeté par la bouche.

Le 21. On fait une injection d'une seringue de la solution d'ergotine, arrêt du sang deux heures après. Cet arrêt dura dix-huit heures.

Le 22. Quelques crachats sanglants mais non mousseux et noirâtres. Nouvelle injection d'une seringue.

Le 23. Arrêt de toute hémorrhagie; nouvelle injection de précaution. Le sang ne reparut plus; toutefois je crus devoir faire une quatrième injection le 28.

Depuis les accidents hémorrhagiques n'ont plus reparu.

Observation XXIII.

(Dr Massart, de Honfleur).

M. P..., 49 ans, prote d'imprimerie, présente des signes non douteux de tuberculisation des deux sommets (matité, craquements, souffle), depuis déjà longtemps.

En 1874, 1875 et 1876, ce malade me fit demander pour combattre des hémoptysies provenant de congestions pulmonaires. Le traitement classique fut toujours employé et les accidents duraient le plus souvent trois semaines; à la congestion pulmonaire succédait une poussée inflammatoire.

Revenant de voyage le 26 avril 1878, j'apprends que deux jours avant, pendant son travail, M. P... a eu deux hémoptysies assez considérables; le sang était rendu à pleine bouche. Ramené aussitôt chez lui, le malade reçut les soins d'un confrère, qui prescrivit l'usage interne du perchlorure de fer, de l'extrait de ratanhia et de la noix vomique. L'hémoptysie continuait lorsque je vis le malade le 26.

Fort d'une observation précédente et encouragé par une conversation que j'avais eu la veille à Paris avec mon ami le Dr Tarnier et le Dr Coignard, je fis aussitôt une injection sous-cutanée d'ergotine. J'injectai une seringue de la solution. Pendant la première heure qui suivit, le malade n'expectora qu'une douzaine de crachats sanglants déjà un peu plus foncés; puis l'expectoration devint incolore.

Le 27. Nouvelle injection. Pas d'hémoptysie.

Le 28. Je ne trouve que trois crachats noirs, tous les autres sont incolores. Troisième injection de précaution, et je permets au malade de se lever.

Depuis, M. P... se lève, s'alimente bien, ne crache plus une seule goutte de sang. Il m'a reproché « *de n'avoir pas employé ce moyen dans les précédentes hémoptysies.* »

Un fait curieux à noter, c'est que la congestion pulmonaire n'a pas déterminé la moindre inflammation, comme cela se produisait d'habitude. Ne peut-on expliquer l'absence de cette complication ordinaire, chez mon malade au moins, par la thérapeutique que nous avons suivie dans cette dernière crise ?

Hémorrhagies gastro-intestinales.

Bien que les hémorrhagies gastro-intestinales soient des accidents fort fréquents, elles ne paraissent pas avoir été traitées souvent par les injections d'ergotine. Au point de vue théorique, celle-ci sont pourtant parfaitement rationnelles, et doivent agir comme dans l'hémoptysie par l'abaissement de la tension vasculaire ; quant à l'action des fibres propres, si elle s'exerce réellement, il serait difficile de dire même théoriquement si elle doit exercer une influence favorable ou défavorable, si, en d'autres termes, la compression des vaisseaux qui en résulterait aurait plus d'influence que les mouvements résultant, peut-être, des contractions.

Quoi qu'il en soit, il nous semble qu'en attendant que l'expérience ait prononcé d'une façon décisive, les injections d'ergotine nous semblent avoir leur indication formelle dans ces cas si fréquents et si graves d'hématémèse où l'estomac ne peut recevoir un seul médicament sans que celui-ci provoque aussitôt des vomissements et par conséquent des hémorrhagies nouvelles. De même, dans l'hémorrhagie intestinale, affection sur laquelle la thérapeutique a si peu de prise, il nous semble qu'une médication aussi inoffensive, et qui d'ailleurs est parfaitement compatible avec les autres traitements, ne doit pas être rejetée sans examen. Elle semble d'ailleurs avoir déjà donné des succès, notamment entre les mains de Drasche qui l'employa à plusieurs reprises contre ces deux affections.

Nous reproduisons le résumé de ses observations d'après un compte-rendu publié dans le Schmidt's Jahrbucher de 1874 (1) Nous y joignons les observations de deux médecins de Paris, les Drs Benoit et Hottenier (2).

Observation XXIV.

(Drasche) (3).

Dans une hématémèse importante et répétée, survenue dans un cas d'ulcère simple de l'estomac, l'emploi de l'ergotine donnée à l'intérieur était resté sans aucun effet. On l'administra alors en injection hypodermique, et l'on pratiqua celle-ci dans le creux de l'estomac. L'hémorrhagie cessa alors complétement à la suite de ce traitement.

Observation XXV.

(Drasche).

Dans un cas de scorbut aigu, des hémorrhagies profuses se produisirent successivement par tous les orifices du corps (örpermunding) et se montrèrent rebelles à tous les traitements. Des hémorrhagies de l'estomac et des intestins s'y adjoignirent. Après deux injections pratiquées en même temps, l'hémorrhagie du poumon et du canal digestif s'arrêta pendant quatre heures pleines ; mais ensuite elle se renouvela avec autant d'intensité qu'auparavant. Le malade succomba deux jours après dans un état d'épuisement général.

(1) Schmidt's Jahrbucher, 1874. Band 164, n° 2.

(2) Peton. De l'action physiologique et thérapeutique de l'ergot de seigle.

(3) Loc. cit.

Observation XXVI.

(Le Dr Hottenier, médecin à Paris). Résumée. Gastro-entérite avec hématemèse et mélena.

Mme X..., âgée de 47 ans, tempérament extrêmement nerveux, hématémèse grave à 24 ans, épistaxis grave il y a quatre ou cinq ans.

Le 12 mars 1878. La malade, femme grande, maigre, à face cireuse, aux yeux excavés, aux lèvres décolorées, a été prise deux fois dans le même jour, le lendemain d'une réception fatigante, de vomissements de sang noir accompagnés de lipothymies. Le lendemain et jours suivants nouvelles lipothymies sans vomissements, mais suivies de selles diarrhéiques semblables à du marc de café et très-fétides. La malade attribue les accidents présents à l'abus d'une préparation ferrugineuse liquide.

Le 20. Le pouls est petit, fréquent, il y a une sensation de goût de sang dans la bouche. La région de l'estomac est à peu près indolore, même à la pression ; on n'y trouve aucune espèce de tumeur.

Prescription : lait glacé à l'intérieur de demi-heure en demi-heure, sac de glace à l'épigastre. Repos absolu.

Le 21. Ce matin, mélæna caractéristique. Injection hypodermique de 50 centigrammes d'ergotine.

Le lendemain les selles étaient jaunes, on continua les injections et l'hémorrhagie ne se reproduisit plus à partir de ce moment.

Drasche combattit l'hémorrhagie intestinale par les injections d'ergotine dans deux cas d'affection typhoïde ;

Observation XXVII et XXVIII.

Dans le premier cas, l'hémorrhagie survint le vingtième jour de la maladie et ne fut aucunement modifiée par l'application de la glace. On fit alors une injection de 2 grains d'ergotine (0,12 centigr.). Trois heures après survenait une abondante évacuation sanguine. On pratiqua une seconde injection de 1 grain et, après cette dernière, l'hémorrhagie cessa et ne reparut pas jusqu'à la mort qui eut lieu le trentième jour. A l'autopsie, on trouva seulement dans l'intestin une accumulation de matières fécales, mais aucun mélange de sang.

Dans le second cas, des hémorrhagies intestinales survinrent au vingt-septième jour de la maladie, mais elles persistèrent malgré les injections d'ergotine jusqu'à la mort qui survint le trente-troisième jour.

Observation XXIX.

(Le Dr Benoît, médecin à Paris). Résumée.

Hémorrhagie intestinale de nature indéterminée.

Mme X..., âgée de 65 ans, dont la mère est morte d'un cancer de l'estomac à 64 ans et l'une de ses sœurs d'un cancer utérin à 45 ans, a de la bronchite chronique, de l'emphysème pulmonaire et un souffle cardiaque léger à la base au premier temps ; elle se plaint d'hémorrhoïdes.

Dans la première semaine de février, des accidents aigus apparaissent du côté des poumons et cèdent au bout de huit jours sous l'influence du traitement et du repos, mais alors, la malade se plaignit de rendre, à plusieurs reprises, dans la journée, du sang rutilant en allant à la garde-robe Comme elle ne voulait pas se soumettre à une exploration attentive, M. le Dr Benoit attribua cet accident à des tumeurs hémorrhoïdales. Il prescrivit des lavements froids, suivis de lavement avec 1 gramme de ratanhia. Ce traitement, suivi pendant plusieurs jours, n'empêcha pas les évacuations sanguines de se renouveler.

L'ergotine fut administrée en potion (3 grammes), mais ne donna que peu de résultats ; comme elle paraissait donner lieu à des phénomènes d'intolérance, on la supprima et l'on conseilla les lavements au perchlorure de fer. Les pertes continuèrent, mais sans être très-abondantes.

Le 4 mars, M. Terrier, chirurgien des hôpitaux, appelé en consultation, ne constata ni dans l'utérus ni dans le rectum, rien d'anormal.

Il conseilla le régime lacté, des lavements au ratanhia et des injections sous-cutanées d'ergotine.

Une injection avec 30 gouttes de la solution d'ergotine au 2/30 fut faite à la partie supérieure et interne de la cuisse gauche.

Dans la soirée les selles sanguinolentes avaient considérablement diminué ; le lendemain, elles avaient totalement cessé après une seconde injection semblable à la première. Elles n'ont pas reparu depuis, mais les épreintes et le ténesme qui les accompagnaient ainsi que les douleurs abdominales ont persisté.

La malade a succombé à la fin de mars aux accidents cardiaques et pulmonaires.

Flux hémorrhoïdaire.

On conçoit difficilement que, dans les hémorrhagies examinées précédemment, l'action des fibres propres des organes affectés puisse avoir une bien notable influence. Mais les fibres musculaires lisses du rectum nous présentent une bien plus grande importance par leur abondance et leur disposition ; elles devront donc intervenir bien plus énergiquement. Mais cette intervention sera-t-elle favorable ou défavorable ? Dans le cas d'hémorrhoïdes internes, l'efficacité de leur influence ne semble pas douteuse; mais si l'on a affaire à des hémorrhoïdes externes, les fibres propres de l'organe agiront-elles sur elles, et, si elles agissent, ne pourraient-elles pas, en comprimant seulement le pédicule de la tumeur ou les vaisseaux qui s'y rendent, déterminer la turgescence des vaisseaux, comme le bandage de la saignée détermine le gonflement des veines du bras ? Nous n'oserions nous prononcer, *a priori*, sur ce point et les observations sont trop peu nombreuses pour nous permettre de nous appuyer sur elles. De plus, l'augmentation de tension dans les veines générales n'est pas de nature à diminuer le flux hémorroïdaire ; mais nous ferons remarquer que l'ergotine pourra peut-être agir ici localement, d'une façon toute spéciale, sur les tuniques vasculaires des vaisseaux dilatés, car il sera possible de faire l'injection dans des tissus en connexion avec ces vaisseaux.

Observation XXX.

(Service de M. C. Paul, salle Sainte-Elisabeth. Hôpital Lariboisière, n° 33 bis(.

Dervin (Adèle), âgée de 22 ans, blanchisseuse, entre dans le service le 1er mars 1879, présentant des signes évidents de tuberculisation pulmonaire, expiration rude et prolongée aux deux sommets, râles muqueux au sommet gauche. Elle tousse depuis huit mois ; diarrhée, sueurs nocturnes. Elle a toujours été mal réglée. Il y a deux ans, elle a eu une épistaxis extrêmement abondante à la suite d'une disparition des règles pendant trois mois.

Le 16. Depuis un mois, elle perd chaque fois qu'elle va à la selle une quantité de sang peu considérable au début, mais qu'elle évalue à un demi-verre au moment de son entrée. Les garde-robes sont douloureuses.

On constate l'absence d'hémorrhoïdes externes, mais la douleur que provoque le toucher rectal, empêche de faire un examen plus complet.

Depuis huit jours, sous l'influence des lavements froids, l'écoulement du sang a beaucoup diminué, mais continue toujours. On pratique une injection d'ergotine de 0,07 centigr. dans le tissu cellulaire de l'abdomen. La malade ne perd pas de sang en allant à la selle.

Le 17. On pratique une seconde injection ; l'hémorrhagie ne se reproduit plus.

Le 25. La malade quitte l'hôpital sans avoir eu de nouvelles hémorrhagies.

Observation XXXI.

(Service de M. C. Paul, salle Saint-Henry. Hôpital Lariboisière, n° 31).

Beaurain (Zéphir), 53 ans, boucher, entre dans le service le 5 avril 1879, se plaignant principalement de la toux et de la dyspnée que provoquent une affection cardio-pulmonaire (bronchite, emphysème, végétations constatées à l'autopsie sur les valvules sigmoïdes de l'aorte).

Il est en outre affecté d'hémorrhoïdes externes dont il n'a remarqué la présence que depuis deux ans et qui, jusqu'à ces derniers temps, ne donnaient issue qu'à quelques gouttes de sang.

Le mardi 1er avril, à la suite d'une purgation qui n'a produit que peu d'effet, il a rendu une quantité de sang considérable ; depuis ce temps, il en rend chaque jour environ 100 grammes.

Le 8. On pratique une injection de 0,07 centigr. à la fesse.

Le 9. La quantité de sang rendue depuis hier n'a pas diminué. On fait deux injections de 0,07 centigr. assez près de l'anus.

Le 10. Le malade a rendu moitié moins de sang(50 grammes environ), mais l'état du poumon est fort mauvais. Les mains sont œdématiées, les membres inférieurs ne le sont pas. On fait deux injections de 0,10 centigr.

Le 12. La quantité de sang continue à être notablement moindre. On fait une injection de 10 centigr.

L'affection thoracique fait des progrès.

Le 14. Mort.

L'autopsie permet de constater des hémorrhoïdes siégeant exclusivement à la partie inférieure du rectum. Les veines situées au-dessus ne sont pas très-dilatées. Les tumeurs variqueuses, pédiculées et formées aux dépens de la muqueuse, forment au-dessus du point où elle se réunit avec la peau une sorte de bourrelet circulaire interrompu.

HÉMORRHAGIES DES ORGANES DANS LA STRUCTURE DESQUELS LA FIBRE LISSE DOMINE.

Métrorrhagies.

Si les hémorrhagies, que nous avons passées en revue jusqu'ici, semblent subir d'une façon plus ou moins heureuse et plus ou moins apparente l'influence des injections d'ergotine, celles-ci exercent sur les hémorrhagies utérines une action bien plus puissante et beaucoup mieux démontrée. Ici, ce n'est plus sur des hypothèses et sur des exemples insuffisants, mais sur des faits nombreux et bien constatés, que nous pourrons le plus souvent appuyer nos conclusions.

Ici, à côté de l'action très-probable, mais insuffisamment démontrée, des doses thérapeutiques d'ergotine sur les vaisseaux nous avons une action universellement admise, bien qu'à des degrés divers, celle de l'ergotine sur les fibres de l'utérus.

Est-ce à dire pour cela que les injections d'ergotine auront dans toutes les métrorrhagies une efficacité égale et constante? Telle n'est pas notre prétention, et nous pensons que c'est à cette façon beaucoup trop absolue de présenter les heureux effets des injections d'ergotine, que l'on doit attribuer la défaveur où elles sont tombées dans l'esprit d'un grand nombre de médecins qui n'ont pas obtenu d'elles les résultats qu'on leur avait promis.

Ce que nous nous efforcerons de montrer, c'est que dans un grand nombre de cas bien définis et bien déterminés les injections d'ergotine manifesteront leur action avec une constance et une efficacité remarquables. Dans d'autres cas, également fort nombreux, on pourra également obtenir des résultats précieux et que l'on aura vainement demandés à d'autres médications, mais l'on n'agira pas avec la même certitude que dans les circonstances précédentes ; enfin, dans une autre catégorie de cas, que l'on pourra aussi déterminer, les injections d'ergotine auront une efficacité nulle ou douteuse, ou ne pourront donner qu'un succès relatif et à la condition d'être continuées longtemps et à des doses élevées.

Cette différence d'action, il est facile de le pressentir, sera surtout en rapport avec les états si variés et si différents que présente le tissu de l'utérus, suivant que cet organe se trouve ou non dans l'état de gravidité suivant que ses fibres musculaires et sa muqueuse ont subi ou non des altérations pathologiques.

C'est d'après ces distinctions que nous diviserons l'étude de l'action des injections d'ergotine sur les métrorrhagies en trois groupes :

Dans le premier, nous placerons les métrorrhagies qui se produisent lorsque l'utérus, sous l'influence de la gestation, présente une hypertrophie et une suractivité fonctionnelle qui le prédisposent à subir plus énergiquement l'influence de l'ergotine. Nous rapprochons de cette catégorie certains états pathologiques qui semblent imprimer à l'utérus des modifications comparables à celles que produit le travail physiologique de la grossesse.

Nous examinerons dans le second, et le troisième, les métrorrhagies qui ont leur siége dans un utérus à l'état de vacuité, et dont les éléments musculaires et la muqueuse semblent avoir conservé dans leur totalité ou dans une grande partie de leur étendue, leur structure et leurs propriétés normales.

Enfin dans le quatrième groupe, nous étudierons l'action de l'ergotine sur les hémorrhagies produites sous l'influence de la métrite et des fongosités utérines, alors que le tissu musculaire de l'organe participant plus ou moins aux altérations de la muqueuse semble avoir perdu une partie de sa tonicité et de sa contractilité normales.

I.—Métrorrhagies survenant dans l'état de suractivité fonctionnelle de l'utérus.

A. *Hémorrhagies puerpérales.*

Il est aisé de prévoir que c'est dans cet état, où l'utérus considérablement hypertrophié et en pleine activité fonctionnelle, se contracte sous les plus légères influences, que l'ergotine aura sur cet organe son action la plus énergique.

Ce n'est pas à dire pour cela que les hémorrhagies formidables qui surviennent souvent après l'accouchement cèderont nécessairement sous l'influence des injections d'ergotine. Il ne faut pas demander à cet agent d'accomplir de pareils prodiges et de montrer ainsi une efficacité et une sûreté d'action que l'on ne trouve dans aucun médicament. Ce que l'on peut attendre des injections d'ergotine dans de semblables cas, c'est une action identique à celle de l'ergot mais plus sûre et surtout plus rapide, avantage inappréciable en pareille circonstance.

Pourtant nous voyons encore les accoucheurs français préférer aux injections d'ergotine, l'ergot en nature administré par la voie stomachale, malgré le temps plus long qu'exige ce mode d'administration, malgré les inconvénients qui résultent de l'altérabilité de la substance, et malgré la difficulté que l'on éprouve quelquefois à faire prendre ce médicament par la bouche.

Mais cette préférence est-elle bien justifiée?

Ne résulte-t-elle pas simplement de ce que l'on aime mieux, lorsqu'on se trouve en présence d'un cas grave qui n'admet pas les tâtonnements, employer un agent sur l'efficacité duquel l'expérience de plusieurs siècles permet de compter, que d'essayer une méthode nouvelle et qui n'a pas encore fait ses preuves d'une façon aussi évidente ?

Le peu d'action que l'ergotine donnée par l'estomac exerce sur les contractions de l'utérus, est peut-être pour quelque chose dans la défiance que témoignent les accoucheurs à la même préparation administrée différemment.

Nous avons vu que l'ergotine Bonjean ne contient pas le principe de l'ergot soluble dans l'alcool : l'ergotine de Wiggers, à laquelle Köhler attribue une action remarquable sur la contractilité utérine (1). Mais cette distinction n'empêche pas le même auteur de reconnaître aussi cette action à l'ergotine Bonjean ; or, nous verrons bientôt que le mode d'introduction aidé peut-être par l'influence que l'ergotine exerce directement sur les vaisseaux, compensera largement l'infériorité de cette substance au point de vue de sa composition.

Ici, d'ailleurs, il n'est plus nécessaire de recourir à des hypothèses ; des faits nombreux et incontestables nous montrent l'action des injections d'ergotine sur les hémorrhagies que nous étudions. Il est vrai que peu d'expériences ont été tentées en France contre l'hémorrhagie puerpérale, mais néanmoins les preuves de leur efficacité dans ce dernier cas ne nous manquent pas.

D'abord si nous considérons la supériorité que les injections d'ergotine semblent avoir sur l'ergot dans toutes les métrorrhagies où ce médicament montre son heureuse influence. si de plus nous remarquons que suivant les différents cas, le degré d'efficacité des unes est proportionnel au degré d'efficacité de l'autre, l'analogie, bien légitime en pareille circonstances, ne nous permettra guère de refu-

(1) Schmidt's Jahrbucher, 1874, t. IV, pp. 12 et 13.

ser aux premières l'activité que le second manifeste si puissamment dans l'hémorrhagie puerpérale.

L'expérience d'ailleurs a prononcé. Car si les accoucheurs français n'osent encore remplacer l'ergot par les injections d'ergotine, cette crainte ne retient plus les accoucheurs allemands qui sont familiarisés depuis plus longtemps avec ce mode de traitement.

Le Dr Osterloh a employé la méthode des injections hypodermiques d'ergotine à Dresde dans les hémorrhagies *post partum*, et ses essais, qui ont porté sur des cas extrêmement nombreux sont très-favorables à ce traitement (1).

Sur 289 cas d'hémorrhagies puerpérales par inertie utérine, il a vu 230 fois cesser l'écoulement du sang sous l'influence des injections. Celles-ci ont été faites avec l'ergotine de Wernich préparation analogue à celle de Bonjean, mais qui déterminerait suivant le Dr Osterloh, moins d'irritation locale.

Les rares essais tentés en France dans les mêmes circonstances confirment pleinement par leurs heureux résultats le témoignage de cette statistique imposante, et montrent d'une manière frappante la rapidité étonnante avec laquelle agit l'injection d'ergotine.

M. C. Paul publia en 1877 l'observation suivante dans le Bulletin de thérapeutique :

Observation XXXII.

(Hôpital Saint-Antoine) (2).

Une malade accouche dans une salle voisine. Après l'accouchement, qui fut simple, le placenta fut assez long à se décoller, puis

(1) Schmidt's Jahrbucher, 1876, t. II, p. 260.

(2) Bulletin général de thérapeutique, 30 octobre 1877, p. 341.

quand la délivrance fut faite, une hémorrhagie épouvantable survint. On propose à l'interne de se servir de notre solution, il en fit une injection sous-cutanée à la partie antérieure de la cuisse, et *presque immédiatement* la métrorrhagie fut arrêtée, et de toute la journée la malade ne perdit plus de sang.

Observation XXXIII.

(Service de M. Peter. Hôpital de la Pitié. (Résumée) (1).

Pauline El..., âgée de 32 ans, primipare, entre dans le service de M. Peter, à la salle Notre-Dame, lit n° 3, le 1er avril 1879.

Rachitisme très-prononcé, gibbosité en arrière au niveau de la région dorsale, taille extrêmement petite.

Le bassin est déformé, le détroit supérieur ne paraît pas excessivement étroit, le détroit inférieur est notablement rétréci et a la forme conique.

Les douleurs ont commencé le 1er avril à minuit; le lendemain. au moment de la visite, la dilatation du col est complète.

Après trois quarts d'heure environ d'attente, les membranes se rompent et on applique le forceps Carrier à onze heures et demie; l'extraction du fœtus est facile, mais produit une déchirure du périnée: la muqueuse n'est pas déchirée. La délivrance s'effectue sans aucun accident.

A deux heures de l'après-midi, une hémorrhagie assez abondante se déclare. La sœur du service fait immédiatement, dans les parois abdominales, une injection sous-cutanée représentant 1 centimètre cube de la solution Yvon, et enlève les linges tachés de sang placés sous le siége de la malade, afin de mieux juger les effets de l'injection.

Trois minutes sont à peine écoulées que l'hémorrhagie est arrêtée et l'on sent, au palper abdominal, l'utérus parfaitement revenu sur lui même.

La malade, après l'injection, n'a eu ni nausées, ni vomissements.

(1) Tribune médicale, 1879.

Observation XXXIV.

(Service de M. Peter) (1).

Joséphine P..., âgée de 28 ans, n'a jamais été sérieusement malade, quoique d'une constitution faible. Il y a deux ans et demi, elle a accouché d'un garçon, sans aucun accident, les suites de couches ont été normales.

Elle entre à l'hôpital le 1er avril à une heure du soir, éprouvant les douleurs de l'enfantement depuis le matin à neuf heures. L'examen du bassin fait par M. Letulle, interne du service, montre que le diamètre antéro-postérieur du détroit inférieur n'a que huit centimètres et demi.

Elle accouche normalement à terme à quatre heures du soir d'un garçon pesant 3,220 grammes. La délivrance naturelle a lieu un quart d'heure après.

A cinq heures trois quarts, on s'aperçoit que la malade perd du sang en assez grande quantité. L'utérus est mou, flasque et occupe presque toute la cavité abdominale.

Injection immédiate d'un centimètre cube de la solution Yvon ; les alèzes placées sous la malade sont enlevées.

Après cinq minutes, on constate que l'hémorrhagie est arrêtée et que l'utérus se contracte sous la main.

Il n'y a eu ni nausées ni vomissements.

Observation XXXV.

(Service de M. Peter. Hôpital de la Pitié).

Augustine Buq..., âgée de 37 ans, n'a jamais été malade. A l'âge de 34 ans, elle a fait une fausse couche à 3 mois et demi. Entrée à l'hôpital le 31 mars, étant en travail depuis trois heures. Bonne conformation du bassin.

Accouche le 31 mars, à midi, d'un enfant du sexe masculin, pesant 2,850 grammes ; un quart d'heure après, la délivrance a lieu sans aucun accident.

(1) Ibid.

A trois heures, on s'aperçoit tout à coup que la malade devient pâle, livide et est sur le point de tomber en syncope ; cependant elle ne perd qu'une petite quantité de sang à l'extérieur ; mais au palper abdominal on remarque que l'utérus a notablement augmenté de volume, qu'il remonte au-dessus de l'ombilic.

L'hémorrhagie est surtout interne ; après avoir comprimé l'utérus à travers les parois abdominales, ce qui fait sortir une certaine quantité de caillots, la sœur du service feit une injection sous-cutanée (1 cent. cube) de solution d'extrait d'ergot Yvon.

Trois à quatre minutes après, l'hémorrhagie s'arrête ; l'utérus, en se contractant, chasse un peu de sang noirâtre, mais pas de caillots.

Dans la nuit suivante expulsion d'une grande quantité de caillots. Pas de nausées et pas de vomissement après l'injection. La malade se rétablit très-vite, grâce à l'administration de la potion de Todd.

2 avril. Les forces sont revenues : la malade demande à manger.

On fait une nouvelle injection de 1 cent. cube de la solution Yvon, pour arrêter un très-léger suintement sanguin.

Dans le cas actuel comme dans les deux précédents, immédiatement après l'injection hypodermique, on avait enlevé les linges tachés de sang ; et les remplaçant par d'autres, on s'était placé dans des conditions très-favorables pour apprécier le temps qui s'écoulait entre l'injection et l'arrêt de l'hémorrhagie.

Observation XXXVI.

(Service de M. Peter. Hôpital de la Pitié).

Louise C..., âgée de 22 ans, secondipare, entra à l'hôpital de la Pitié, service de M. Peter, le 4 avril, à 6 heures du matin, éprouvant les douleurs de l'enfantement depuis minuit.

N'a jamais fait de maladie sérieuse ; son premier accouchement, qui s'est effectué normalement, date de trois ans.

Il n'y a eu aucun accident consécutif.

Les membranes se rompent quelques minutes avant l'accouchement, qui se termine naturellement à 7 heures du matin.

Enfant du sexe féminin pesant 3,150 grammes.

A huit heures du matin, le même jour, la malade est prise d'une hémorrhagie considérable ; une grande faiblesse en résulte ; elle a un très-grand frisson, des éblouissements, une tendance continuelle à la syncope. L'utérus est mou, flasque, et ne se contracte pas sous la main lorsqu'on le frictionne à l'extérieur.

Immédiatement après l'accident, la sœur du service est prévenue et fait une injection hypodermique de 1 cent. cube de la solution Yvon, dans la peau de l'abdomen à droite.

Trois minutes après (montre en main), l'hémorrhagie est arrêtée; l'utérus est dur, revenu sur lui-même.

A côté de ces exemples si démonstratifs, nous rapportons les 3 observations suivantes publiées à l'étranger, dues à Grose et à Swiderski.

Observation XXXVII.

(Grose) (1). **Résumée.**

Le jour de Noël 1875 je fus appelé chez une dame qui en était à son quatrième accouchement. Les contractions peu énergiques de la matrice avaient nécessité dans un accouchement précédent l'emploi du forceps.....

Je lui donnai deux doses de chloral, et lorsque les douleurs devinrent fortes j'administrai le chloroforme. Le travail fut court et un enfant vivant fut extrait avec le forceps de Barnes. Je suspendis la chloroformisation. Au bout de 5 minutes, le placenta vint presque en entier; la femme revint peu a peu à elle et à travers l'abdomen je sentis l'utérus convenablement rétracté.

Quelques minutes à peine ne s'étaient pas écoulées, que j'entendis tout à coup le bruit peu rassurant d'un flot de sang qui tombait sur le parquet. La femme fut immédiatement étendue sur le dos, et je comprimai énergiquement l'utérus, ce qui fit sortir encore une énorme quantité de sang et de caillots.

La patiente, qui n'avait pas encore repris ses sens depuis l'administration du chloroforme, était pâle comme une morte, couverte de sueur, et complétement épuisée.

J'appelai une servante qui se trouvait dans une pièce voisine et

(1) The Lancet, 17 novembre 1877. Observation traduite par M. Hervieu. Etude critique et clinique sur l'action du seigle ergoté, p. 66.

lui fis exercer une pression sur l'abdomen avec une main placée sur le flanc, tandis que l'autre soutenait la tête..... Ensuite je découvris le bras de la patiente et j'injectai sous la peau 5 minimes de la solution d'ergotine Bonjean..... Au bout de 5 minutes, la matrice était manifestement contractée et tout danger était écarté.....

Grose fait de plus remarquer que dans ce cas on ne pouvait administrer l'ergot par la bouche, circonstance que nous retrouvons dans d'autres observations.

Observations XXXVIII et XXXIX.

(Swiderski) (1).

1° Mme B..., 40 ans, mère de huit enfants, d'une complexion délicate, fatiguée par des accouchements trop rapprochés, eut une métrorrhagie immédiatement après avoir mis au monde un enfant fort et robuste ; elle était due, suivant toute vraisemblance, à des contractions utérines trop peu énergiques. Une heure après l'accouchement, la matrice était encore au-dessus de l'ombilic ; ni des frictions méthodiques et énergiques sur le fond de l'utérus, ni des aspersions d'éther sur les parois abdominales, n'eurent d'effet.

Après une injection de 0,18 centig. d'ergotine, la matrice se contracta et l'hémorrhagie profuse reprit les caractères et le peu d'abondance de l'écoulement ordinaire.

2° La femme d'un ouvrier, âgée de 38 ans, mère de cinq enfants, fut accouchée par une sage-femme au moyen de la version. La sage-femme assurait qu'après l'accouchement et l'expulsion du placenta la matrice s'était normalement contractée ; pourtant, après quelques heures, l'utérus remontait encore à deux pouces au-dessus de l'ombilic, et du sang coulait en abondance.

Lorsqu'elle vit s'augmenter l'hémorrhagie et tous les moyens usités en pareil cas échouer, la sage-femme invoqua mes conseils.

(1) Berliner Klinik. Wochensc., 1870. Traduction de M. Hervieu. Etude critique et clinique sur l'action du seigle ergoté, p. 67.

Une injection de 0,18 centig d'ergotine provoqua de vives douleurs au milieu desquelles l'utérus se contracta et expulsa une masse de caillots. Les douleurs utérines diminuèrent peu à peu et la matrice revint complétement sur elle-méme.

Plaçons encore le passage suivant d'une observation du Dr Chantreuil, où l'injection d'ergotine fut donnée à titre préventif et avec un plein succès dans un cas où l'on avait tout lieu de craindre le retour d'une hémorrhagie violente.

Observation XL.

(M. le Dr Chantreuil). Résumée (1).

Appelé près d'une dame de 22 ans présentant une insertion vicieuse du placenta et qui venait d'avoir des pertes excessivement violentes, le Dr Chantreuil fit d'abord appliquer le tamponnement, et grâce à ce moyen put arrêter l'hémorrhagie et terminer l'accouchement sans nouvelle hémorrhagie chez une malade exsangue et dans un état de faiblesse extrême.....

« La patiente fut prise immédiatement après la délivrance d'une syncope dont nous ne pûmes triompher qu'en flagellant fortement le visage avec des mouchoirs trempés dans l'eau froide.

« Il était de la plus grande importance qu'aucune hémorrhagie ne se produisît après l'évacuation de l'utérus ; aussi nous nous empressâmes de faire rétracter cet organe en l'excitant par des frictions extérieures, en l'empoignant solidement dans la paume de la main et le maintenant ainsi pendant la plus grande partie de la nuit.

« L'estomac, irrité par le rhum qu'on avait dû donner la veille, ne nous permit pas d'administrer la poudre d'ergot de seigle à l'intérieur. Nous eûmes recours aux injections hypodermiques d'ergotine. Le pharmacien de la ville nous envoya une solution ainsi composée :

« Ergotine molle de Bonjean................ 8 grammes.
Eau distillée............................... 8 —

(1) Journal de thérapeutique, 1878, 25 février, p. 131.

« Nous avons injecté environ 1 gramme 1/2 de cette solution en 4 fois. Ces injections furent faites dans l'espace d'une demi-heure. Sous leur influence et sous celle des frictions extérieures, la matrice se rétracta, se durcit et resta dure toute la nuit. La malade ne perdit pas une goutte de sang pur; une très-petite quantité de sérosité sanguinolente s'écoula des parties génitales. »

B. Métrorrhagies consécutives a l'avortement.

Si les injections d'ergotine ont été rarement essayées en France dans les hémorrhagies qui accompagnent l'accouchement à terme, on les a employées plusieurs fois, et avec succès dans les hémorrhagies qui suivent l'avortement. Nous trouvons dans les résultats ainsi obtenus, une nouvelle preuve de leur utilité dans l'hémorrhagie puerpérale proprement dite, car l'état de l'utérus ne diffère pas assez dans ces deux circonstances pour qu'un agent qui se montre efficace dans l'une reste sans activité dans l'autre.

Or l'efficacité des injections d'ergotine dans les métrorrhagies consécutives à l'avortement trouve une démonstration éclatante dans les faits que nous allons citer et surtout dans l'observation suivante où nous voyons une métrorrhagie très-abondante arrêtée par M. C. Paul en moins de 5 minutes.

Observation XLI.

(M. C. Paul. Hôpital Saint-Antoine) (1).

Une autre femme entrée dans mon service, salle Ste-Jeanne, n° 19 (D...), âgée de 26 ans, a vu ses règles suspendues pendant trois mois. La veille de son entrée, elle a été prise de coliques violentes et d'une hémorrhagie considérable. Je la fais coucher et reposer d'abord, puis le repos ne diminuant pas la perte, on fait

(1) Bulletin général de thérapeutique, 30 octobre 1877.

sur ma prescription une injection comme les précédentes (de 0,066 centig. d'ergotine). L'hémorrhagie, très-abondante, est arrêtée presque instantanément, en moins de 5 minutes. L'utérus, qui était encore volumineux, est revenu promptement sur lui-même, et le lendemain matin, à la visite, je trouve l'utérus rétracté, le col fermé, un très petit-caillot dans le vagin, et des mucosités sanguinolentes ayant une odeur de lochies des plus accusées. Une injection vaginale d'une solution d'hyposulfite de soude à 5 pour 100 et des compresses imbibées de la même solution font bientôt disparaître l'odeur.

Le lendemain la malade est parfaitement bien.

Observation XLII.

(M. C. Paul (1). Hôpital Saint-Antoine).

Une femme encore jeune se présente à la consultation de l'hôpital pour une métrorrhagie datant de six semaines.

La malade raconte qu'elle a été mariée deux fois. De sa première union qui a duré plusieurs années elle n'a pas eu d'enfants. Mariée une seconde fois, il y a près d'un an, elle a vu bientôt ses règles manquer pendant quatre mois, puis elle s'est trouvée prise un jour de coliques violentes et de métrorrhagie dans laquelle elle a expulsé de gros caillots. Depuis cette époque elle n'a pas cessé de perdre du sang avec l'abondance d'une femme qui aurait ses règles.

Le toucher permet de constater que l'utérus est libre et mobile dans le petit bassin, mais qu'il est gros. Le col est allongé et granuleux à l'orifice.

On fait une injection (0,066 centig. d'ergotine) et 16 minutes après la perte est arrêtée.

Observation XLIII.

(M. Lataste, interne (2). Hôpital Lariboisière).

Marie X..., âgée de 18 ans, couturière, entre à l'hôpital Lariboisière le 14 décembre 1877.

(1) Bulletin de thérapeutique (1877).

(2) Hervieu. Etude critique et clinique sur l'action du seigle ergoté.

Depuis deux mois et demi ses règles ont disparu, quand tout à coup, au milieu de son travail (elle travaille à la machine à coudre), elle est prise d'une abondante métrorrhagie.

Elle interrompt ses occupations, reste au lit chez elle et, deux jours après sa perte, se remet à travailler à la machine. Au bout de quatre jours, elle est reprise d'une nouvelle métrorrhagie et se fait alors transporter à l'hôpital.

Là, on lui fait le tamponnement du vagin ; au bout de cinq jours on enlève le tampon et la malade qui se sent mieux portant se met à marcher dans les salles ; nouvelle hémorrhagie.

Cette fois on lui fait deux injections d'ergotine qui procurent une hémostase définitive.

Un mois après, c'est-à-dire à la période menstruelle, nouveaux accidents ; l'hémorrhagie dure depuis cinq jours et ne semble pas vouloir s'arrêter ; nouvelle injection sous-cutanée.

Quelques jours après, l'hémorrhagie reparaît ; on refait une injection d'ergotine et cette fois la métrorrhagie s'arrête complétement.

La malade sort guérie le 12 février 1878.

M. Letulle a publié récemment une observation intéressante relative au traitement d'une métrorrhagie consécutive à l'avortement, par les injections d'ergotine et d'éther combinées (1), mais à cause de la complexité de ce traitement l'effet des injections d'ergotine est moins apparent.

Observation XLIV.

(M. Letulle, interne. Résumée).

L... (Maria), 24 ans, était soignée depuis treize mois pour une métrite. Tout à coup, elle est prise dix jours après la dernière cautérisation au nitrate d'argent, elle est prise de douleurs expulsives et rend dans la journée un embryon de 3 mois.... Quatre jours après, hémorrhagie formidable, arrêtée par l'ergot de seigle ; et vingt-

(1) France médicale, 15 février 1879.

deux jours plus tard, deuxième hémorrhagie arrêtée par le tamponnement. La malade est transportée exsangue à l'hôpital.

Lorsqu'on enlève le tampon, trois jours après l'entrée, nouvelle hémorrhagie. Quatre nouvelles hémorrhagies survenues dans les huit jours suivants, furent traitées par le tamponnement. Enfin, quelques jours plus tard, l'anémie faisant des progrès, et une nouvelle hémorrhagie ayant eu lieu, on agita la question de la transfusion, mais auparavant, on pratiqua cinq injections d'éther, de cinq gouttes chacune et on injecta deux ou trois seringues d'ergotine.

Aussitôt, la malade sortit de son état lypothimique, et l'on put faire le tamponnement. L'hémorrhagie reparut quatre jours après. On recommença le traitement précédent.

La malade reprit ses sens aussitôt et, depuis ce temps, son état ne cessa plus de s'améliorer.

On trouva dans ses antécédents qu'elle était hémophillique.

C. Métrorrhagies par défaut d'involution utérine.

Ces hémorrhagies survenant lorsque l'utérus est encore sous l'influence de la gestation, paraissent, de même que les précédentes, être très-heureusement modifiées par les injections d'ergotine. Celles-ci ne remédient pas seulement au symptôme hémorrhagie, elles s'attaquent à la cause même de l'accident, en faisant contracter sinon rétracter l'utérus.

Observation XLV.

(Swiderski) (1).

La femme d'un paysan des environs de Posen, âgée d'environ 30 ans, mère de nombreux enfants, me consulte pour une hémorrhagie utérine durant depuis deux mois et survenue à la suite d'un avortement au second mois.

(1) Berliner klinik. Wochens., 1870. Traduction de M. Hervieu. Etude critique et clinique sur le seigle ergoté, 1878.

On pouvait sentir la matrice à travers les parois abdominales relâchées; elle remontait au-dessus de la symphyse et n'était pas douloureuse. Au toucher on trouvait le col entr'ouvert; l'écoulement était sanguinolent. Après une injection de 0, 18 cent. d'ergotine, je laissai ma malade retourner chez elle. Le jour suivant, elle revint avec un écoulement presque insignifiant, que je taris complétement par des injections répétées deux fois par jour. L'utérus n'était plus accessible au-dessus de la symphyse et le col ne présentait plus qu'un tout petit orifice.

Observation XLVI.

(Kaczorowski) (1).

Mme P..., femme de 32 ans, accouchée par le forceps il y a trois semaines, vint à l'hôpital, très-anémiée par une abondante hémorrhagie. On constata les signes de l'affection décrite sous le nom de subinvolutio uteri. La matrice était appréciable par le palper à un pouce au-dessus de la symphyse, douloureuse à la pression; le col laissait pénétrer le bout du doigt.

Après trois injections de 0,15 cent. d'ergotine, l'écoulement cessa complétement, la matrice revint sur elle-même et le col reprit son étroitesse normale.

D. Moles, corps fibreux.

Nous devons rapprocher des hémorrhagies observées dans le cours ou à la suite de la gestation, certaines métrorrhagies qui surviennent dans des affections présentant par leurs symptômes et par les modifications qu'elles impriment au tissu utérin, de nombreuses analogies avec l'état de gravidité physiologique de cet organe.

Deux de ces affections ont été traitées par les injections d'ergotine, la mole et le corps fibreux de l'utérus.

(1) Berliner klinik. Wochens., 1870. Traduction de M. Hervieu. Loc. cit.

a. Dans la première, la ressemblance est frappante, c'est une véritable gestation, il n'est donc pas étonnant que le traitement appliqué à l'utérus gravide ait la même action lorsque celui-ci est le siége de cette grossesse pathologique. L'observation suivante montre dans ce cas l'efficacité des injections d'ergotine à un double point de vue. Non-seulement elles arrêtent l'hémorrhagie, mais encore elles suppriment la cause des accidents en expulsant la mole.

Observation XLVI.

(Swiderski) (1).

La femme d'un marchand, âgée de 26 ans, mit au monde un enfant dans la cinquième année de son mariage. Un an et demi après elle se crut enceinte de cinq mois. Inquiète d'avoir des métrorrhagies fréquentes et abondantes, de ne pas sentir remuer son enfant et d'éprouver des douleurs considérables, elle vint me consulter.

En présence des commémoratifs et à la suite de l'examen auquel je me livrai, je crus pouvoiradiagnostiquer une môle utérine et je prescrivis, outre le repos, une boisson acide et de l'opium. Il n'y avait pas d'hémorrhagie.

Vers le soir du jour suivant, en allant à la selle, la malade eut une forte hémorrhagie et tomba en défaillance.

Accouru aussitôt, je trouvai cette femme baignée dans son sang, pâle, exsangue, le pouls à peine perceptible, le col entr'ouvert. J'injectai 0,18 cent. d'ergotine et dans le cas où l'ergotine n'aurait pas agi assez vite, j'avais sous la main d'autres moyens.

Dans ce cas comme dans les autres, la syncope fit l'effet d'un agent hémostatique et, à peine une demi-heure après, l'action de l'ergotine se manifesta par de vives douleurs. La métrorrhagie s'arrêta et il ne resta plus qu'un petit suintement; l'ouverture du col parut diminuer un peu. Vers minuit la malade se trouva sensiblement mieux et reposa sensiblement jusqu'au lendemain. Je ne tardai pas à délivrer la matrice des caillots agglutinés qu'elle con-

(1) Berliner klinik. Wochens., 1870. Traduction de M. Hervieu. Etude critique et clinique sur l'action du seigle ergoté, 1878.

tenait et de la môle que je n'avais pas encore rencontrée; je choisis pour cela la méthode employée pour faire l'accouchement prématuré artificiel, connu sous le nom de méthode de Tarnier. Je n'éprouvai aucune difficulté à introduire le cathéter; seulement, l'hémorrhagie apparut. Au bout de deux heures, de violentes douleurs se firent sentir et le sang coula encore davantage; j'injectai alors 0,18 cent. d'ergotine,

Au bout d'une demi-heure la matrice se débarrassa des caillots et d'une môle. La métrorrhagie s'arrêta aussitôt. La malade ne tarda pas à se remettre.

Les corps fibreux de l'utérus présentent aussi quelquefois de remarquables analogies avec la grossesse. Les fibres musculaires de l'utérus présentent souvent un développement analogue à celui qu'elles acquièrent pendant cet état, l'utérus devient le siége de contractions, véritables douleurs expulsives qui aboutissent fréquemment à un accouchement véritable de la tumeur.

Mais telle n'est pas à beaucoup près la marche habituelle de cette affection. Ici en effet, il nous faut distinguer deux cas absolument différents, suivant que la tumeur siége dans les parois ou dans la cavité utérine, ou bien en en dehors de cet organe. Cette distinction si nécessaire et qui s'est imposée depuis longtemps, n'est pas moins bien justifiée au point de vue de l'efficacité du traitement par les injections d'ergotine qu'au point de vue des symptômes; car dans un cas le fibrome ne motifie pas notablement le tissu utérin et nous laisse en présence d'un utérus à l'état de vacuité. Dans l'autre, la tumeur imprime à ce tissu des modifications profondes qui le rendent analogue à l'utérus gravide.

La difficulté de discerner clairement le siége précis de la tumeur dans un certain nombre de cas, nous obligera néanmoins à examiner simultanément ces deux variétés.

Mais nous pourrons remarquer dans certains cas bien déterminés la différence des résultats obtenus suivant que la tumeur siége en dehors ou en dedans de l'utérus.

Observation XLVII.

(Due à l'obligeance de M. H. Leroux, interne).

X..., âgée de 40 ans, blanchisseuse, née à Lyon, entre à l'hôpital le 27 février 1879 à l'hôpital Saint-Antoine, salle Sainte-Jeanne nº 6, service de M. Fernet.

Cette femme a eu un enfant il y a vingt ans.

Elle est bien réglée, les menstrues sont en général abondantes. Elle a eu ses règles le 15 janvier, elles ont manqué en février. Depuis huit mois environ elle perd en blanc.

Depuis le même temps elle souffre au côté gauche da bas-ventre. De là les douleurs irradient dans la cuisse gauche qui s'est peu à peu œdématiée.

A son entrée on constate l'existence dans le ventre d'une tumeur occupant l'hypogastre, du volume de la tête du fœtus, dure, arrondie, non douloureuse, peu mobile.

Le col est petit et difficile à atteindre, l'utérus étant remonté, on sent au côté gauche du col, en abaissant la tumeur abdominale, une petite tumeur isolée.

La malade porte un fibro-myome utérin volumineux, et probablement d'autres productions de même nature.

Le 1er mars les règles viennent peu abondantes.

Le 2. La malade perd une quantité de sang considérable et est très-affaiblie. On fait dans la soirée une injection sous-cutanée de la solution d'ergotine de Bonjean (une pleine seringue). L'hémorrhagie s'arrête, et les jours suivants la malade n'a plus qu'un écoulement sanguin peu abondant, auquel fait suite une leucorrhée assez considérable.

Vers le 15 mars on constate de plus que la tumeur hypogastrique a sensiblement diminué de volume.

A la fin de mars la malade part pour le Vésinet, perdant en blanc, mais souffrant moins de la cuisse.

Observation XLVIII.

(M. Marc Sée) (1).

Une dame de 40 ans environ est atteinte d'un corps fibreux utérin. Depuis plusieurs mois, elle a des métrorrhagies fréquentes et abondantes. On lui a ordonné des potions au perchlorure de fer, à l'ergotine (selôn Bonjean), au ratanhia. Ces médications sont restées à peu près sans résultat.

Lorsque M. Marc Sée la voit, elle est dans un état d'abattement et de découragement extrêmes. Elle a depuis plusieurs jours des pertes presque continuelles.

M. Sée injecte dans le tissu cellulaire de la région abdominale 1 demi centimètre cube de la solution Yvon.

Au bout d'une demi-heure au plus les pertes ont cessé. Elles ne reparaissent ni dans la journée ni les jours suivants.

Quinze jours après, M. Sée revoit la malade, qui n'a pas eu une seule métrorrhagie depuis l'injection.

Nota. L'injection n'a pas été douloureuse. Elle n'a amené ni inflammation apparente, ni abcès, ni eschare.

Observation XLIX.

(Recueillie par M. Havage, interne (2). Hôpital Temporaire.)

P... (Elise), cuisinière, entre à l'hôpital Temporaire le 6 décembre 1877.

Depuis l'âge de 14 ans, où elle fut menstruée, elle eut à chaque époque une véritable ménorrhagie.

Au mois de mai 1877, les pertes devinrent plus abondantes et s'accompagnèrent de coliques et d'expulsion douloureuse de caillots sanguins. Ces phénomènes se reproduisirent au moment des menstrues, pendant les mois qui suivirent, malgré les potions à l'ergotine qui furent administrées à la malade.

La malade entra le 6 décembre 1877 à l'hôpital Temporaire où

(1) Peton. De l'action physiologique et thérapeutique de l'ergot de seigle, 1878.

(2) Ibid.

M. Dieulafoy, puis M. Grancher mirent en œuvre les traitements les plus divers : applications froides, vésicatoires successifs, ergotine en potion, etc., etc. Ces moyens n'amenèrent que des diminutions momentanées et fugaces de la perte sanguine. Il n'y eut jamais de cessation complète.

Dans les premiers jours de mai 1878, on commença à sentir, par la palpation abdominale et le toucher vaginal, une tumeur fibreuse située dans le cul-de-sac antérieur. Jusque-là on avait porté le diagnostic de tumeur fibreuse probable.

A ce moment, première quinzaine de mai, les hémorrhagies continuant toujours, M. Grancher ordonna les injections sous-cutanées d'ergotine en usage dans les hôpitaux, selon la formule suivante : glycérine 15, eau 15, extrait d'ergot (selon Bonjean) 2.

La première injection (une seringue) fut très-douloureuse. Elle amena une induration qui fit souffrir la malade pendant plusieurs jours. On revint aux traitements précédemment employés malgré l'effet hémostatique évident de l'injection hypodermique.

A la fin de juin, M. Legroux ordonna de nouveau l'ergotine en injections sous-cutanées.

On injecta 50 centig. d'extrait d'ergot (selon Bonjean) des hôpitaux dans une solution glycérinée. Les pertes s'arrêtèrent, mais au niveau de l'une des piqûres il y eut une induration qui persista pendant huit jours. Au niveau d'une autre piqûre on constata, au bout de quatre jours, un abcès du volume d'un œuf de pigeon, que l'on dut ouvrir.

Le 11 juillet, les pertes reparaissent, continuent le 12, le 13 et le 14.

Le 14, on injecte sous la peau du ventre, à 10 heures du matin, 1 gramme de la solution d'extrait d'ergot selon la formule Yvon. L'injection est peu douloureuse. A midi la perte est complétement arrêtée.....

Le 16, la perte n'a pas reparu depuis l'injection, qui n'a produit aucune inflammation.

Observation L.

(M. Legroux (1). Résumée.)

Mme X..., âgée d'environ 48 ans.

En septembre dernier, pas de menstruation.

Vers la fin du mois d'octobre, Mme X... fit une chute. Le lendemain elle vit paraître un peu de sang et pensa que la chute avait provoqué l'apparition menstruelle qu'elle attendait d'ailleurs vers ce moment. Au lieu de s'arrêter après 6 ou 7 jours de durée, l'hémorrhagie peu abondante d'ailleurs continua. Son médecin ne vit là qu'un accident ordinaire de la ménopause et prescrivit un peu de repos et des pilules dont j'ignore la formule.

L'hémorrhagie persista, tantôt faible, tantôt plus forte, pendant tout le mois de novembre et de décembre.

Vers le 25 décembre, Mme X... fait en chemin de fer un voyage de quelques heures, et fait les jours suivants, et malgré une faiblesse très-grande causée par une recrudescence dans la perte sanguine, plusieurs courses en voiture.

Le 30 décembre, la perte prend des proportions inquiétantes, la faiblesse devient extrême, et je suis appelé auprès de la malade que je connaissais d'ailleurs depuis de longues années.

Le 31 décembre, je trouve Mme X... dans un état d'anémie extrême. La métrorrhagie était alors très-abondante ; en un instant une serviette blanche était imbibée de sang et les linges devaient être changés tous les quarts d'heure ; quelques caillots étaient de temps en temps expulsés. Pas de douleurs, pas de contractions utérines.

Le toucher vaginal me montre l'existence d'une tumeur dure, peu sensible, occupant la partie postérieure de l'utérus et l'immobilisant, en même temps qu'elle s'appuie sur le rectum. La sensation est celle que donnent les fibromes périutérins. Le col de la matrice est légèrement entr'ouvert, non ramolli, insensible.

Le toucher rectal me confirme dans l'opinion que la tumeur est adhérente au corps de l'utérus, qu'elle le déborde de chaque côté,

(1) Peton. De l'action physiologique et thérapeutique de l'ergot, 1878.

et qu'elle occupe une partie du petit bassin, comprimant le rectum et refoulant le corps utérin en avant. Je prescrivis le traitement habituel des pertes utérines : position élevée du bassin, compresses froides, glace, etc.

Le soir, je revis la malade, dont la perte continuait, et dès lors m'étant muni d'ergotine de M. Yvon, je fis à 6 heures du soir une injection au-dessus du pubis de 1 centimètre cube.

Dès le soir, la perte diminua sensiblement. Le lendemain, 1er janvier 1878, je constate dès le matin une amélioration fort sensible, le sang suinte, mais ne coule pas rapidement comme la veille ; la faiblesse est toujours excessive.

Le 2 janvier, l'hémorrhagie ayant quelque tendance à redevenir abondante à certains moments, je refis une seconde injection de 1 centimètre cube de la même solution. Quelque temps après, Mme X... s'aperçoit que le sang coule beaucoup plus lentement.

Le lendemain 3 janvier, la malade se réjouit de voir le sang s'arrêter pendant plusieurs heures.

Le 4, les suspensions de l'écoulement sont plus longues. Le toucher peut être pratiqué sans que le doigt soit teint par le sang.

Les 5, 6 et 7, l'état s'améliore de plus en plus : le 6 janvier, 2 serviettes seulement furent tachées ; le 7 la perte est définitivement arrêtée et ne reparaît pas.

La malade reprend ses forces peu à peu.

Observation LI.

(Recueillie par M. Hervieu (1). Résumée.)

Cartier (Augustine), âgée de 50 ans, a toujours été bien portante. Elle a eu un enfant à l'âge de 22 ans.

Depuis deux ans seulement, ses règles sont plus abondantes, durent de huit à dix jours, s'accompagnent de douleurs de ventre et l'obligent à interrompre son travail.

En juillet 1877, perte assez abondante pour faire recourir au tamponnement.

En février 1878, nouvelle métrorrhagie traitée de la même façon.

(1) Hervieu. Etude critique et clinique sur l'action du seigle ergoté, 1878.

Le 9 octobre, à la suite d'une nouvelle crise, elle entre à la Charité dans le service de M. Hardy, suppléé par M. Duguet.

La malade est très-faible, très-anémiée, et perd une quantité de sang qui semble considérable.

M. Duguet ne perçoit à la palpation du ventre aucune tumeur, mais on sent par le toucher une tumeur de la grosseur d'un œuf de dinde, d'une consistance fibreuse, siégeant dans la paroi latérale droite de l'utérus. M. Duguet porta le diagnostic : corps fibreux interstitiel tendant à devenir sous-péritonéal. Il prescrivit 1 gr. 50 d'ergotine et 0,75 de sulfate de quinine.

Ce traitement, administré pendant neuf jours, ne produisit aucun résultat.

Le 17 octobre, on fit une injection d'ergotine d'environ 0,06 l'hémorrhagie s'arrêta; une douleur un peu vive fut ressentie à la jambe droite et au ventre. Depuis ce jour, la malade n'a plus perdu une goutte de sang.

Observation LII.

(Due à l'obligeance de M. Chambellan, interne du service de M. Luys, Salpêtrière, salle Saint-Mathieu, n° 3.)

Eugénie Marchande, 39 ans, domestique, est souvent affectée de pertes abondantes produites par la présence d'un corps fibreux interstitiel qui paraît exister depuis dix ans. A déjà pris plusieurs fois des pilules d'ergotine de 0,05 au nombre de 4 à 5 par jour. A la suite de ce traitement, le sang ne s'arrêtait pas immédiatement, l'hémorrhagie ne cessait complétement que dix à douze jours après l'administration des premières doses et quatre ou cinq jours après que la malade avait cessé de prendre des pilules. Les métrorrhagies étaient remplacées pendant 10 ou 15 jours par des pertes blanches mêlées d'un peu de sang, puis reparaissaient après.

15 mai. Perte très-abondante. Injection d'ergotine (de 0,066 milligrammes). Au bout de 20 minutes diminution considérable de l'hémorrhagie, mais la malade perd encore un peu.

Le 16. La perte est redevenue abondante, nouvelle injection. Cette fois l'hémorrhagie continue encore sans modification appréciable pendant quelques heures, mais elle est arrêtée presque complétement à 4 heures le soir et le lendemain.

Observation LIII.

(Publiée par M. Terrier, chirurgien des hôpitaux, dans le Journal de médecine et de chirurgie pratiques, 1875). Abrégée (1).

Mlle G..., âgée de 49 ans, souffre depuis longtemps de pertes sanguines ; on lui a prescrit sans grand succès des pilules et une potion à l'ergotine.

Quant M. Terrier voit la malade, elle est pâle, anémique, oppressée, œdématiée aux jambes et aux mains. Pas d'albumine dans les urines.

Par le toucher, on constate que l'utérus est volumineux et, en le repoussant en haut, on le fait saillir à l'hypogastre. Le col est entr'ouvert, les culs-de-sac libres, il n'y a pas d'adhérences anormales. Très-certainement il s'agissait d'un corps fibreux, probablement interstitiel, peut-être d'un de ces myomes qui, au dire de Spiegelberg (*Arch. f. Gyn.*, Bd., IV, 1874), font corps avec l'utérus et n'en sont pas séparés par une capsule cellulaire.

M. Terrier prescrivit un régime tonique, en particulier de la viande crue, et des injections sous-cutanées d'ergotine journalières.

La solution employée était au 1/16.

On en injectait vingt gouttes dans le tissu cellulaire sous-cutané de l'hypogastre à l'aide de la seringue de Pravaz. En dehors de petites bosselures persistantes, ces injections ne donnèrent lieu à aucun accident.

Deux jours après le début du traitement, la malade perd un peu moins.

Au bout de neuf jours, la métrorrhagie était complétement arrêtée.

Peu à peu la malade sentit ses forces renaître, l'œdème des membres diminua, la respiration redevint normale.

On ne fit plus d'injections que tous les deux jours, puis tous les quatre jours. La malade put se lever et sortir.

En résumé, cette dame qui avait des pertes incessantes, et était arrivée à un état d'anémie très-grave, a vu après quelques injec-

(1) Hervieu. Etude critique et clinique sur l'action du seigle ergoté, 1875.

tions d'ergotine son hémorrhagie disparaître et sa santé se rétablir.

A ces exemples si démonstratifs. nous pourrions ajouter toute la série des observations d'Hildebrandt (1) prises, il est vrai, à un point de vue différent, mais dans lesquelles il note presque constamment la suppression ou la diminution de l'hémorrhagie. Si ses appréciations, au point de vue du volume de la tumeur, sont à bon droit suspectes, la cessation de l'hémorrhagie, chose beaucoup plus facile à constater, nous semble bien démontrée dans les cas qu'il a traités. Byford donne une statistique très-favorable au traitement des corps fibreux par les injections d'ergotine. Sur 103 cas il observe 80 fois la cessation des métrorrhagies profuses et attribue les 31 cas d'insuccès à la durée trop courte du traitement (2).

Mais, dans les observations que nous venons de reproduire, la tumeur paraissait développée dans les parois de l'utérus, ou était accompagnée d'autres petites tumeurs présentant cette disposition. L'utérus avait donc dû subir les modifications dont nous avons parlé. Hildebrandt paraissait aussi regarder cette condition comme très-favorable au traitement, car il dit (3) que les injections d'ergotine réussissent souvent : 1° lorsque la tumeur est abondamment pourvue de tissu musculaire, et possède au toucher la consistance d'un kyste bien rempli et élastique ; 2° *lorsqu'elle est sous-muqueuse;* 3° lorsque les parois de l'utérus sont saines et susceptibles de bonnes contractions

(1) Berliner klinik, 1872 et suiv., et thèse de Gérard, (1878).
(2) Revue des sciences médicales, 1876.
(3) Amer. J. obst., février 1875. Journal de thérap., 1876, p. 161.

que ne peuvent amoindrir un état de dilatation de l'organe ou son engorgement par un exsudat interposé entre les faisceaux musculaires ; 4° lorsqu'il n'y a pas de métrite.

Lorsque nous nous trouverons en présence de conditions différentes, et en particulier de fibromes extra-utérins, obtiendrons-nous des effets aussi remarquables? L'observation suivante semble prouver qu'il n'en sera pas toujours ainsi.

Observation LIV.

(M. Terrier) (1).

Mme L... vient à Paris pour se faire soigner de pertes incessantes qui durent depuis plusieurs années.

Après environ un mois de traitement dirigé par un médecin des hôpitaux et n'obtenant aucun résultat satisfaisant, elle vint me consulter.

Cette dame, très-faible et surtout excessivement pâle, perdait constamment une assez grande quantité de sang ; au moment des règles, l'écoulement s'accompagnait de vives douleurs et d'expulsion de caillots plus ou moins volumineux.

Je pratiquai le toucher, et pus constater l'existence d'une tumeur adhérente à la face postérieure de l'utérus, remplissant le cul-de-sac recto-vaginal, et même aplatissant un peu le rectum dans l'excavation, d'où une gêne assez grande pour les garde-robes.

Je diagnostiquai une tumeur fibreuse rétro-utérine, diagnostic qui fut d'accord avec celui que M. le professeur Depaul avait porté dans un examen antérieur.

Voulant combattre le symptôme le plus inquiétant, je proposai à Mme L... les injections sous-cutanées d'ergotine, ce qui fut accepté.

Ces injections furent faites régulièrement tous les jours, pendant environ quinze jours.

(1) Peton. De l'action physiologique et thérapeutique de l'ergot de seigle, 1878.

Au début, l'écoulement sanguin parut diminuer, mais il reprit bientôt son intensité ordinaire. Voulant agir plus efficacement, je prescrivis à la malade le repos absolu au lit, ce qui ne produisit qu'une légère amélioration.

A ce moment, je dus m'absenter de Paris et je priai mon ami et collègue le Dr Terrillon, chirurgien des hôpitaux, de vouloir bien me remplacer auprès de Mme L... et de lui pratiquer les injections sous-cutanées journalières.

L'hémorrhagie loin de s'arrêter ne fit qu'augmenter; de plus Mme L... fut prise de violentes douleurs de reins et de ténesme rectal, si bien que le Dr Terrillon dut cesser les injections avant mon retour.

Lorsque je revis Mme L..., les pertes étaient moindres ; les douleurs dues très certainement à l'action de l'ergotine sur l'utérus avait entièrement cessé.

Découragée par cet insuccès, Mme L... retourna en province et, quelques mois après, elle m'écrivit que son état s'était amélioré et que ses pertes étaient moindres.

Dans ce fait, comme je l'ai déjà dit à la *Société de chirurgie*, l'ergotine n'a donné aucun résultat et le symptôme hémorrhagique n'a été nullement arrêté par son action.

De plus, les injections paraissent avoir provoqué une violente contracture des fibres lisses du rectum et de l'utérus.

Faut-il rapporter cet insuccès à la position extra utérine du corps fibreux? Cela est probable ; toutefois d'autres observations doivent être recueillies avant de juger cette question.

L'injection utilisée avait pour formule :

Eau distillée...........	15	grammes
Glycérine pure........	15	—
Ergotine..............	2	—

II. — Métrorrhagies survenant lorsque le tissu musculaire de l'utérus n'est pas modifié.

Nous venons de constater que les injections d'ergotine avaient une très-grande efficacité dans les métrorrhagies survenant dans l'état de suractivité fonctionnelle de l'utérus; mais auront-elles sur l'organe, à l'état de vacuité, une action aussi énergique? Nous ne devrions pas l'espérer.

Pourtant, nous allons voir tout à l'heure des résultats cliniques fort satisfaisants obtenus dans des cas de ménorrhagies simples ou survenant à l'époque de la ménopause. Nous verrons ces hémorrhagies s'arrêter d'une façon presque constante par de très-faibles doses d'ergotine, et dans un temps très-court. Mais, si nous voulons comparer ces résultats aux précédents, il est juste aussi de tenir compte de la gravité de l'hémorrhagie.

Dans les cas précédents, nous demandions à l'ergotine d'arrêter des hémorrhagies parfois excessivement violentes et se faisant par des vaisseaux largement dilatés, ou bien des hémorrhagies entretenues par une production pathologique persistante; ici, nous n'avons à combattre que l'exagération d'un phénomène physiologique, qui tend généralement à disparaître soit spontanément, soit sous l'influence du traitement le plus simple. L'arrêt des métrorrhagies de ce genre ne prouvera donc pas en faveur d'une action bien énergique de l'ergotine sur la fibre de l'utérus, mais cette action, quel que soit le degré de son intensité, n'en aura pas moins une utilité réelle dans le cas qui nous occupe. Les injections d'ergotine constitueront un traitement simple, rapide et sûr dans une affection toujours incommode et laissant souvent des suites fâcheuses.

Or, une médication qui agira plus sûrement, plus rapidement, et à plus faible dose que l'ergot pris par l'estomac, présentera dans ce cas de sérieux avantages quand ce ne serait qu'en permettant à la malade de vaquer plus tôt à ses occupations, et en donnant au médecin la satisfaction de constater souvent l'effet instantané de son intervention. L'observation suivante nous montre un exemple très-net de cette rapidité d'action.

Observation LIII.

(Service de M. C. Paul. Hôpital Lariboisière).

Lebouniec (Marie), 26 ans, domestique, se présente à la consultation le 22 mars 1879, se plaignant de perdre abondamment de puis huit jours. Elle était bien réglée habituellement, mais au mois de février dernier ses règles, qui sont arrivées vers le 20 ont été très-peu abondantes. Le 22 mars, à la suite d'un exercice violent (après avoir frotté le parquet avec les pieds), les règles revient avec une abondance inaccoutumée. Depuis ce temps elle n'a cessé de perdre, et l'écoulement du sang est assez notable au moment où elle se présente à la consultation. On la fait coucher sur un lit de la salle et on pratique à la région hypogastrique une injection d'ergotine de 1 gramme de la solution Yvon étendue de moitié d'eau, soit 0,066 d'ergotine. L'hémorrhagie s'arrête presque entièrement cinq minutes après l'injection, pour cesser tout à fait dans l'espace de dix minutes. La malade n'a guère ressenti d'autre douleur que celle de la piqûre.

Observation LIV et LV.

(Services de M. C. Paul. Hôpital Lariboisière, salle Sainte-Elisabeth, n° 18).

(Dues à l'obligeance de M. Beauvalet, externe du service).

Roy (Célestine), journalière, 28 ans, entrée le 1er mars 1879.

Réglée à 18 ans, jamais régulièrement, quelquefois deux et trois mois sans avoir ses règles. Pas d'enfant,

Chaque fois qu'elle voit, elle a une métrorrhagie abondante. Depuis un an ou deux ses règles apparaissent tous les mois, mais à des époques très-rapprochées ou très éloignées. Depuis ce temps elle est continuellement dans le sang. Depuis 15 jours (vers le 12 février) la malade perdait davantage et est entrée à l'hôpital.

Le 2 mars. Injection de 2 grammes de la solution d'ergotine du service (au 1/30) à 11 h. 45. Douleurs légères au point de la piqûre. Un quart d'heure après la piqûre, un flot de sang, comme la malade n'en avait jamais perdu, puis l'écoulement se tarit peu à peu.

Le lendemain (3 mars) l'écoulement de sang est fini, mais le soir l'hémorrhagie recommence, et le lendemain la perte est assez abondante. Injection de la solution d'Yvon de 0,50, et arrêt presque immédiat.

Baudet (Marie), domestique, 22 ans. Entrée le 22 février 1879.

Réglée à 12 ans, toujours régulièrement. Au mois de janvier, pertes durant trois semaines. Malgré ces pertes, les règles revinrent à l'époque normale le 22 février.

La malade perdait beaucoup de sang, elle entre à l'hôpital.

Le 2 mars. Injection d'ergotine de 0,50 (de la solution au 1[16 du service à 11 3[4. Douleurs jusqu'au soir au point où la piqûre a été faite. Vers 6 heures du soir le sang avait cessé de couler.

Ce matin, 3 mars, elle a perdu un peu de sang, mais à l'heure de la visite tout est fini.

Sortie le 22 mars sans avoir eu de nouvelles pertes.

La première de ces deux observations nous présente une particularité intéressante relativement au mécanisme de l'hémostase. L'hémostase a été précédée d'un écoulement de sang abondant. Cet écoulement, qui doit résulter de l'*expression* du sang déjà contenu dans l'utérus avant l'injection, nous montre que l'arrêt du sang doit bien être attribué à la contraction des fibres propres de l'organe.

Observation LVI et LVII.

(Ruben, de Hambourg) (1).

Une veuve de 43 ans eut pour la quatrième fois depuis cinq jours une hémorrhagie abondante. On retira des caillots qui avaient exactement la forme d'un utérus doublé ou triplé de volume. Tous les moyens employés (glace sur le ventre, injections d'eau glacée dans le vagin, ergotine et fer à l'intérieur) eurent pour résultat de permettre, au bout de huit jours, à la malade de s'asseoir dans son lit.

Lors de la dernière époque des règles qui commençaient à de-

(1) Deutsche klinik., 1869. Traduction de M. Hervieu, loc. cit.

venir aussi très-abondantes, je fis une solution de : une partie d'ergotine pour quatre parties d'eau et de glycérine et j'injectai au niveau de l'hypogastre la valeur de 0,10 d'ergotine.

Le lendemain, l'hémorrhagie s'était complétement arrêtée. Je renouvelai l'injection après un jour. La convalescence très-rapide dura quatre jours. La dernière menstruation a été absolument normale.

Une femme de 44 ans est depuis quatre mois « baignée dans son sang. » Les injections de 0,10 cent. d'ergotine à l'hypogastre, espacées de trois en trois jours, ont un résultat inespéré. Après la troisième injection, l'hémorrhagie s'arrête.

Observation LVIII.

(Kaczorowski) (1).

Femme de 42 ans, ayant eu son dernier enfant il y a dix-huit ans, souffre depuis ce temps de troubles de la menstruation et de douleurs hystériques. A la suite d'un travail pénible au moment de ses règles, la malade eut une forte perte. Le toucher faisait constater l'existence d'un léger prolapsus de la matrice.

Comme le décubitus, le repos, les cataplasmes, n'avaient donné aucun résultat, 0 gr. 15 d'ergotine furent injectés. La femme ressentit au bout d'une demi-heure de légers élancements dans les reins et dans le ventre, qu'elle comparaît à de petites douleurs d'enfantement. Le lendemain, à la suite d'une nouvelle injection, la ménorrhagie prenait les allures d'une menstruation régulière, et cessait complétement le troisième jour.

Quatorze jours après, la malade eut une nouvelle hémorrhagie, à la suite d'une grande fatigue.

Une première injection de centig. d'ergotine diminua l'écoulement, qui cessa tout à fait après une seconde piqûre.

(1) Berliner klinische Wochenschrift, 1870. Traduit de M. Hervieu. Loc. cit.

Observation LIX.

(Du même auteur).

Femme M..., 40 ans, mère de plusieurs enfants, souffre depuis dix ans d'hémorrhagies rebelles, à la suite desquelles elle est très-faible, se plaint de troubles nerveux divers, mais surtout d'une violente cardialgie. La matrice est grosse et molle.

Le troisième jour d'une menstruation par trop abondante, le Dr Kaczorowiski injecte de l'ergotine sous la peau. La ménorrhagie redevient une menstruation régulière; la matrice présentait le lendemain une diminution notable et reprenait peu à peu ses dimensions normales. La solution employée par M. Kaczorowiski renfermait :

Ext. aqueux d'ergot..	2 gr.
Alcool............	5 —
Glycérine..........	10 —

Observations LX et LXI.

(Dr Tonoli).

1° Une fille de 25 ans, ayant des ménorrhagies abondantes, était devenue anémique, et se trouvait dans un état de prostration complète.

Pas de lésion organique. Une ménorrhagie persistait depuis un mois et ne cédait ni aux topiques froids, ni au perchlorure de fer, lorsque le Dr Stefano Tonoli lui fit aux bras deux injections hypodermiques d'une solution composée de 3 grammes d'ergotine dissoute dans 9 grammes d'eau, de glycérine et d'alcool. Le même soir, quatre injections. Chaque fois on injectait tout le contenu de la seringue de Pravaz. Cinq jours après, la malade quittait le lit. Le mois suivant, nouvelle hémorrhagie. Cinq injections son faites dès le début et l'hémorrhagie cesse. Guérison complète, se maintenant au bout de quatre mois.

2° Une femme de 32 ans a des hémorrhagies. On essaie inutilement le perchlorure de fer. On a recours aux injections d'ergotine et l'on injecte 0,80 centig. le premier jour et 1 gr. 20 le lendemain. Cessation de l'hémorrhagie ; réapparition huit jours après. Le Dr Tonoli a de nouveau recours à l'injection de 1 gr. 20 d'ergotine et la guérison survient (1).

Métrorrhagies à l'époque de la ménopause.

Les métrorrhagies qui surviennent quelquefois si violemment à l'époque de la ménopause sont aussi traitées avec succès par les injections d'ergotine, comme le prouvent les deux observations suivantes :

Observations LXII et LXIII.

(Dr Massart, de Honfleur) (2).

Mme P..., 42 ans, toujours bien réglée... Depuis deux mois les règles étaient supprimées, lorsque je fus appelé auprès d'elle le 2 mars 1877 pour une métrorrhagie datant d'environ quinze jours.

Malgré l'emploi de l'ergotine, du perchlorure du fer à l'intérieur, des révulsifs, de la dilatation du col suivie d'attouchement avec le perchlorure de fer, les pertes ne cessèrent que vers le 30 mai.

Mme P.... me fit appeler de nouveau, en octobre 1877, pour une nouvelle métrorrhagie datant de trois semaines ; avant cette époque, la malade n'avait pas vu pendant cinq mois et se croyait débarrassée de ses règles.

Le 13 octobre, une injection sous-cutanée de solution d'ergotine fut faite, on injecta une seringue pleine. L'hémorrhagie diminua la nuit suivante et le sang offrit une teinte noirâtre.

Nouvelle injection le 14, arrêt de l'hémorrhagie. Le sang reparut le 18, une injection est faite ce jour et le lendemain 19. L'hémorrhagie fut encore arrêtée.

Le 20. Injection par précaution.

(1) Gazetta medica italiana de Padoue, 1877. Hervieu, loc. cit.
(2) Peton. Loc. cit.

En janvier 1878, Mme P... fut encore prise de métrorrhagie ; elle datait de quinze jours quand je fis ma première injection le 19.

Le 20. Diminution de l'écoulement sanguin, deuxième injection d'ergotine. Troisième et quatrième injection le 22 et 23 ; l'hémorrhagie est arrêtée.

Les jours suivants, 25, 26 et 27 janvier, trois nouvelles injections furent faites par précaution car le sang n'avait pas reparu.

Mme A..., 42 ans, a eu déjà trois métrorrhagies traitées par les moyens ordinaires. L'utérus est en rétroflexion prononcée et un peu abaissé.

Le 15 février 1878, je fus appelé auprès de la malade pour traiter une hémorrhagie datant de trois semaines ; je fis une injection sous-cutanée d'ergotine et l'écoulement sanguin fut supprimé trois heures après.

Le 18. Réapparition du sang. On fait deux injections, l'une le 18, l'autre de 19. Arrêt complet jusqu'à ce jour. Les menstrues sont revenues régulièrement.

Il est bon d'ajouter que la première injection détermina la production d'un phlegmon, ce qui résulta manifestement de ce fait que le liquide fut injecté dans l'épaisseur du derme, la malade ayant remué au moment de l'opération.

Métrorrhagies compliquant les déviations utérines.

Cette catégorie, à laquelle on pourrait peut-être rattacher l'observation précédente, nous offre un intérêt particulier, car il y aurait lieu de se demander si l'ergotine ne fait pas cesser l'hémorrhagie en s'attaquant à la cause même qui la produit ; la flexion de l'organe pourrait peut-être, en effet, être combattue avantageusement par un agent qui ferait contracter ses fibres. Nous posons cette question sans chercher à la résoudre; mais quel que soit le mécanisme de l'hémostase, nous trouvons dans le travail de M. Hervieu, auquel nous avons déjà emprunté un certain nombre d'observations intéressantes, deux exemples de guérison de ces métrorrhagies par les injections d'ergotine, exemples qui tous deux tendraient à faire admettre ce mode d'action.

Observations LXIV et LXV.

(Swiderski) (1).

Femme de 44 ans, mariée depuis 26 ans, mère de plusieurs enfants, tous nés dans de bonnes conditions, le dernier depuis 18 ans, souffre depuis cinq ans de règles trop abondantes, elle a vainement consulté plusieurs médecins. Le traitement que je lui fis suivre, ainsi que ceux de mes collègues, n'eut qu'un résultat passager. L'exploration avec le doigt montrait que la matrice avait notablement augmenté de volume, était dure en arrière, douloureuse, et en forte rétroversion. On pouvait atteindre le col avec le bout du doigt ; ses lèvres portaient des traces des accouchements antérieurs.

Je fis une première injection d'ergotine (0,12 centigr.) le 2 mai, ou cinquième jour des règles qui dégénéraient en véritables ménorrhagies et s'accompagnaient de l'issue de plusieurs gros caillots. Au bout de deux heures, la patiente éprouva des douleurs dans la matrice ; elles augmentèrent pendant une heure et persistèrent six heures. En même temps, un grand nombre de caillots furent expulsés.

I. Les jours suivants il se montra encore du sang fluide qui coulait goutte à goutte. J'injectai 0,18 centigr. d'ergotine. Deux heures ne s'étaient pas encore écoulées qu'apparurent alors de fortes douleurs qui s'accrurent de telle sorte que la malade les comparait aux douleurs de l'enfantement. Ces douleurs allèrent en diminuant, mais persistèrent dix heures.

Le lendemain, il n'y avait plus aucun écoulement de sang et la malade, fatiguée par la longue durée de ses souffrances, goûtait enfin le repos.

Le quatrième jour après la première injection je ne constatai

(1) Berliner klinische Wochenschrift, 1870.

plus aucune altération dans le volume ou la position de la matrice. Le col n'était plus aussi épaissi qu'auparavant, et son orifice était réduit au minimum. La malade qui restait étendue sur un lit put bientôt se promener dans sa chambre et même sortir au grand air.

Les règles suivantes se montrèrent à leur époque habituelle, mais coulèrent plus abondamment au cinquième jour ; quelques caillots même se montrèrent.

Dans les dix jours qui suivirent, j'injectai tous les deux jours 0,12 centigr. d'ergotine. Après la seconde injection, tout écoulement cessa.

La malade alla ensuite refaire ses forces à la campagne. En octobre, j'eus l'occasion de la revoir, et je trouvai sa matrice manifestement réduite de volume, non douloureuse ; le col présentait comme autrefois une petite ouverture.

II. Il s'agit dans cette observation de la femme d'un employé des postes, âgée de 50 ans, mère de six enfants, dont deux ont été mis au monde par la version et un par le forceps. Depuis son dernier accouchement qui remonte à huit ans, et qui s'est terminé par la version, les règles de cette femme s'accompagnent de sérieuses hémorrhagies et se montrent en plus très-irrégulières. Traitée depuis longtemps sans résultat, cette malade vient me consulter au milieu du mois de juin de cette année.

Je trouve l'utérus augmenté de volume, appréciable par le palper au-dessus de la symphyse, non douloureux, mais en forte rétroversion. La partie cervicale est courte, grosse et molle au toucher ; le col béant, les lèvres allongées ; l'écoulement blanchâtre pas trop abondant.

La sonde montrait l'utérus mobile et l'on pouvait sans peine le ramener dans sa position normale.

Sans attendre la menstruation prochaine, j'injectai cinq fois, à deux jours d'intervalle, 0 gr. 18 d'ergotine. Les trois premières injections causèrent dans l'espace de deux à quatre heures de grandes douleurs utérines ; les deux dernières ne firent que peu souffrir.

L'écoulement cessa après la deuxième injection. Le deuxième jour après la dernière, on ne pouvait plus sentir la matrice au-dessus du pubis.

Au toucher, l'utérus parut sensiblement diminué de volume et moins dur; la rétroversion était moins accentuée; la partie cervicale allongée; son orifice plus étroit. La fonction menstruelle cessa à partir de cette époque et la malade recouvra la santé.

Métrorrhagies symptomatiques de polypes utérins.

Les injections d'ergotine n'ont pas été employées assez souvent contre cette affection pour que l'on puisse apprécier leurs effets d'une façon positive. On conçoit que la contraction utérine puisse avoir des influences très-différentes suivant le degré de son intensité. Une contraction très-légère n'aurait peut-être pour résultat que d'augmenter l'hémorrhagie en n'interceptant que le cours du sang dans les veines du pédicule de la tumeur sans comprimer suffisamment les vaisseaux afférents. Une constriction plus forte pourra arrêter aussi le cours du sang dans ces derniers vaisseaux et arrêter ainsi l'hémorrhagie. Enfin, l'expulsion du polype pourra se produire par le fait même de la contraction utérine. C'est par ce dernier mécanisme qu'a été obtenue la guérison du cas que nous reproduisons, mais un seul exemple ne permet pas d'attendre un résultat semblable dans tous les faits du même genre.

Observation LXVI

(Swiderski) (1).

Mme S..., âgé de 40 ans, mariée depuis 20 ans, sans enfants, souffre depuis huit ans de métrorrhagies qui se montrent dans l'intervalle des règles et consistent dans un écoulement de sang, faible à la vérité, mais continu.

(1) Berliner klinik. Wochenschrift, 1870. Traduction de M. Hervieu. Loc. cit.

Consulté au début de la maladie, je trouvai la matrice presque semblable à celle d'une vierge, sans aucune altération. Aucuns remèdes, ni généraux ni locaux, n'ont pu tarir l'écoulement sanguin.

Au commencement d'octobre de cette année, Mme S... vint à Posen pour me consulter. Je trouvai l'utérus augmenté de volume, le col un peu entr'ouvert.

La malade déclara que les hémorrhagies avaient tellement augmenté depuis les trois derniers mois que, se trouvant exténuée et sans force, elle ne pouvait aller plus loin.

Après la première injection de 0 gr. 18 d'ergotine, il s'échappa une masse sanguine coagulée; le second jour après l'injection, il y avait encore de vives douleurs utérines; elles cessèrent et je trouvai alors dans les caillots des polypes gros comme une noix et très-clair-semés. A partir de ce jour, les hémorrhagies cessèrent et la malade recouvra la santé.

Six semaines après la sortie des polypes, il n'y avait plus eu une seule métrorrhagie.

III. — MÉTRORRHAGIES SURVENANT LORSQUE L'UTÉRUS A SUBI DES MODIFICATIONS PATHOLOGIQUES DANS UNE PARTIE NOTABLE DE SON ÉTENDUE.

Cancer.

Jusqu'ici nous n'avons vu que des métrorrhagies se produisant dans un organe dont la contractibilité est normale ou augmentée, mais les effets seront-ils les mêmes lorsque ses fibres auront été plus ou moins altérées ou détruites par une production morbide dans une partie notable de l'organe?

L'état anatomique et physiologique de la fibre utérine, le siége et la nature de la lésion, la façon dont l'hémorrhagie s'y produit, sont des éléments trop complexes et trop inconstants pour permettre de calculer théoriquement les mécanismes qui pourront intervenir : c'est donc encore à l'expérience clinique qu'il faudra recourir pour obtenir une réponse sérieuse à cette question. On concevra seulement que ces différentes conditions doivent influer notablement sur les résultats obtenus. On pourrait peut-être admettre, en effet, que dans les cas où l'hémorrhagie a lieu dans le fond d'une ulcération, les parois utérines pourront en se contractant rapprocher les lèvres de la solution de continuité ; si l'hémorrhagie se fait au contraire à la surface d'une végétation, la contraction ne portant que sur le pédicule de la tumeur ne pourra produire d'action efficace qu'à la condition d'être très-énergique. Enfin, si l'hémorrhagie se fait par la muqueuse comme cela a lieu si fréquemment au début de l'affection, on pourrait peut-être invoquer une action analogue à celle des métrorrhagies congestives simples.

Il serait intéressant de déterminer cliniquement le degré d'efficacité des injections d'ergotine dans ces différents cas. Mais les observations ne sont pas assez nombreuses pour établir cette distinction, et nous nous contenterons de tenir compte de ces différences pour expliquer quelques insuccès qui ont discrédité le traitement par les injections d'ergotine aux yeux de plusieurs médecins distingués. Ce qui ressort des observations que nous allons citer et qui sont dues pour la plupart à notre cher maître, le Dr C. Paul, c'est que la destruction d'une notable partie du tissu utérin ou la présence de végétations épithéliales ne semblent pas comme on aurait pu le croire être une condition très-défavorable.

Observation LXVII.

(M. C. Paul) (1).

Une femme de 40 ans entre dans mon service à l'hôpital Saint-Antoine, salle Sainte-Jeanne, n° 18, le 18 juillet 1877, pour un cancroïde de l'utérus.

La malade, atteinte depuis dix mois de pertes blanches avec dépérissement, avait en outre de l'œdème des membres inférieurs, qui ne cessa que par le repos au lit.

Le col est en partie détruit, il est dur, déchiqueté, donne un écoulement mucoso-purulent d'une odeur fétide, et fréquemment des pertes sanguines.

La malade qui a beaucoup maigri a le teint pâle et jaunâtre ; elle se plaint de rachialgie et de constipation.

La miction est normale.

Le 22 juillet, trois jours après son entrée, elle est prise d'une métrorrhagie abondante. Je prescris un gramme de la solution en injection sous-cutanée, c'est-à-dire 0,066 milligr. d'extrait; cinq minutes après, la perte est arrêtée.

Observation LXVIII.

(M. C. Paul) (2).

A... N..., âgée de 39 ans, entre dans mon service à l'hôpital Saint-Antoine, salle Sainte-Jeanne, n° 15, le 19 juillet 1877.

Cette femme se plaint de souffrir de métrorrhagies depuis 15 ans. Dans les premières années, les pertes sanguines étaient rares; mais depuis deux ans ces pertes sont devenues plus fréquentes. Elle voit abondamment deux fois par mois, et dans l'intervalle, elle perd une eau roussâtre. Depuis 6 mois, ces phénomènes se sont encore aggravés.

Quatre jours après, je fais enlever le tampon et je trouve le col presque entièrement envahi par des végétations très-développées

(1) Bulletin général de thérapeutique, 30 octobre 1877.
(2) Ibid.

Le bas-fond de la vessie paraît envahi et la malade a de l'incontinence d'urine.

L'écoulement sanguin se montre de nouveau les jours suivants. Je fais pratiquer à trois reprises une injection sous-cutanée semblable aux précédentes et chaque fois la perte s'arrête en moins de 10 minutes.

Observation LXIX.

(M. C. Paul) (1).

S..., salle Sainte-Jeanne, n° 3, entrée le 11 mai 1877 pour se faire traiter d'un cancroïde de l'utérus.

Cette femme, âgée de 43 ans, est malade depuis dix-huit mois; elle a déjà subi, dit-elle, deux opérations qu'elle ne peut préciser, dont la première a été pratiquée par M. Laplaine au mois de mai 1876 et l'autre en décembre de la même année par mon collègue M. Duplay.

A la suite de chacune de ces opérations, elle a été soulagée pour quelque temps, mais les métrorrhagies n'ont pas tardé à reparaître.

La malade qui est pâle et très-amaigrie présente un col détruit et d'abondantes végétations cancroïdales; elle a des hémorrhagies fréquentes.

Le jeudi 26 juillet, une hémorrhagie abondante étant survenue, je fais faire une première injection; dix minutes après la perte est arrêtée.

Le lendemain 27, une nouvelle hémorrhagie étant survenue, seconde injection, même résultat. Quinze jours plus tard, le 14 août, une nouvelle hémorrhagie survient; cette fois l'hémorrhagie est très-abondante et pourrait devenir inquiétante si elle se prolongeait; on fait une quatrième injection, et au bout de 10 minutes la perte est arrêtée complétement.

Pendant plus d'un mois la malade, bien que continuant à s'affaiblir et commençant à s'infiltrer, n'éprouve pas de nouvelle hémorrhagie, elle ne perd que de l'eau roussâtre.

Le 25 septembre, quarante jours après la dernière hémorrhagie, elle est prise à 10 heures du matin d'une perte considérable; on

(1) Ibid.

fait une injection sous-cutanée, pour la cinquième fois, et dans l'espace de 10 minutes la perte est arrêtée.

Le même jour à 5 heures du soir l'hémorrhagie se renouvelle; sixième injection, la perte est arrêtée en 10 minutes. Le soir, à 8 heures, l'hémorrhagie se renouvelle encore; nouvelle injection; arrêt en moins de 10 minutes.

Le lendemain l'hémorrhagie se produit, mais si faiblement qu'il suffit de quelques compresses d'eau fraîche sur le ventre. Depuis, les hémorrhagies ne se sont pas reproduites.

M. le Dr Moutard-Martin a obtenu également dans le cancer utérin des résultats remarquables des injections d'ergotine (1).

Nous n'avons malheureusement entre les mains qu'une seule observation des cas traités dans son service, mais elle est extrêmement démonstrative.

Observation LXX.

(Service de M. Moutard-Martin, recueillie par M. le Dr Porak) (1).

X,.., âgée de 40 ans, entre à Beaujon le 15 septembre 1876, service de M. Moutard-Martin, salle Sainte-Claire, lit n° 12. Elle est atteinte d'un cancer utérin qui a provoqué plusieurs hémorrhagies.

Le 18. Hémorrhagie considérable. Le sang s'écoule sous le lit. M. Porak aussitôt appelé injecte 20 gouttes de la solution d'ergotine Bonjean aux 2/30. L'hémorrhagie s'arrête en quelques minutes.

Le 26. Nouvelle hémorrhagie et nouvelle injection « ut supra, » suivie du même succès.

Le 30. Une hémorrhagie survient pendant la nuit. L'interne de garde n'est pas appelé à temps. La malade succombe.

L'observation suivante n'est pas aussi probante, mais elle nous offre une particularité que nous devons noter, ce

(1) Communication orale.

sont les abcès qui ont été produits par l'injection et qui semblent démontrer partout le danger des solutions aussi concentrées.

Observation LXXI

(M. Lataste, interne) (1).

La nommée Marie Guepe, âgée de 43 ans, lingère, entre à l'hôpital Lariboisière, salle Sainte-Marthe, n° 6. (Service de M. Panas.)

Pas d'antécédents héréditaires. La malade a un cancer du col utérin ayant envahi la cloison recto-vaginale Elle a des pertes blanches abondantes et fétides et des métrorrhagies considérables qui se renouvellent à des intervalles très-rapprochés. Son état anémique est des plus prononcé. Pour arrêter ses pertes de sang, on lui fait deux jours de suite une injection sous-cutanée avec la solution suivante :

Ergotine.	10 gr.
Glycérine	10 —
Eau distillée. . .	10 —

Cette injection n'ayant pas déterminé la cessation complète de l'hémorrhagie, et le sang continuant à couler en petite quantité, il est vrai, on répète l'injection sept jours de suite. Alors la perte cesse et l'état de la malade s'étant sensiblement amélioré, elle part pour le Vésinet.

Les injections d'ergotine ont déterminé deux abcès à la face interne des cuisses.

Les injections d'ergotine ont montré leur efficacité dans les 5 cas précédents d'une façon si remarquable que l'on pourrait être tenté de les regarder comme un remède infaillible contre ce genre d'hémorrhagies. Malheureusement, il n'en est pas toujours ainsi et nous savons d'une façon

(1) Peton (*loc. cit.*).

positive que plusieurs insuccès ont été le résultat de ce traitement (1).

L'absence d'observation ne nous permet pas de rechercher si ces revers ne seraient pas attribuables à quelque circonstance spéciale, mais ce très-petit nombre d'insuccès ne suffit pas pour modifier d'une façon bien notable l'opinion favorable que doivent laisser les faits précédents, et on sera forcé de reconnaître que les injections d'ergotine constituent une ressource précieuse contre les hémorrhagies de cette espèce qui sont si rebelles et si abondantes.

IV. MÉTRORRHAGIES LIÉES A LA MÉTRITE ET AUX FONGOSITÉS EN GÉNÉRAL.

Après avoir constaté les succès obtenus par les injections d'ergotine même dans des affections qui ont pour effet la destruction d'une portion du tissu utérin, on est tenté d'admettre que cette méthode constitue un traitement général pour toutes les métrorrhagies de quelque nature qu'elles soient, et il semble probable qu'elle doit donner des résultats encore meilleurs dans les cas de métrite et de fongosités utérines, affections d'une gravité relative que, par exemple, dans le cancer.

Nous verrons cependant qu'il n'en est rien.

Les hémorrhagies liées à la métrite et aux fongosités, et que nous étudions ensemble parce qu'elles sont trop souvent associées pour pouvoir être facilement distinguées cliniquement, sont généralement rebelles aux injections d'ergotine, bien qu'à des degrés différents.

(1) M. Segond, prosecteur à l'Ecole pratique, qui a eu l'obligeance de nous donner quelques renseignements, nous a dit avoir observé des cas d'insuccès complet

Il nous semble que l'on peut rapporter à deux causes principales les raisons de ces insuccès.

Dans les cas où la métrite est la lésion principale, l'explication qui se présente naturellement à l'esprit est que l'altération du tissu musculaire qui accompagne si fréquemment l'inflammation de la muqueuse enlève à l'élément musculaire une partie de son impressionabilité à l'action de l'ergot ou de sa contractilité normale.

Lorsque ce sont les fongosités qui dominent, on pourrait peut-être attribuer à un mécanisme spécial l'impuissance de l'ergotine. Ces fongosités, que ce soit les fongosités proprement dites, décrites par Récamier ou de simples ulcérations fongueuses, car ici, au point de vue où nous nous plaçons, l'action du médicament doit être à peu près la même, et nous n'avons guère besoin de distinguer ces différentes variétés plus que nous ne l'avons fait pour la métrite, ces fongosités, disons-nous, peuvent être considérées comme des végétations sensibles ou pédiculées, parcourues par des vaisseaux formant à la surface de nombreuses ramifications d'un gros diamètre à parois minces (1).

Si l'inflammation du tissu utérin n'est pas assez forte pour empêcher la contraction utérine, celle-ci aura d'abord pour résultat de resserrer les vaisseaux au niveau du pédicule aussi bien dans les vaisseaux efférents que dans les afférents, d'où stase et tendance à l'hémorrhagie. Cette influence nocive pourra dès lors compenser plus ou moins complétement l'influence heureuse de la contraction utérine sur la congestion de l'organe.

Quelle que soit la valeur de ces explications, ce qui paraît

(1) Wirchow. Pathologie des tumeurs. t. I, p. 240, cité par Demarquay.

bien démontré par les faits, c'est que ces hémorrhagies et surtout celles qui dépendent des fongosités ne sont que peu ou pas modifiées par les injections d'ergotine. Notre cher maître le Dr C. Paul nous avait déjà signalé ce défaut d'action dans les cas de fongosités. M. le Dr Moutard-Martin a également remarqué que les injections d'ergotine réussissent peu lorsque l'utérus est affecté de métrite (1), et les divers renseignements que nous avons recueillis depuis n'ont fait que confirmer cette remarque.

Une série d'expériences sur les injections d'ergotine a été entreprise l'année dernière dans le service de M. Guérin pendant qu'il était remplacé par M. Marchand. Les résultats furent si peu avantageux que M. Savard, interne du service et qui a eu l'obligeance de nous communiquer ces renseignements était disposé à conclure de ces expériences, que les injections d'ergotine n'avaient pas d'action en dehors de l'état de gravidité de l'utérus. Mais il nous a dit que *ces essais avaient porté presque exclusivement sur des hémorrhagies liées à la métrite*. M. Segond, prosecteur à l'Ecole pratique, qui a bien voulu nous exposer le résultat de ses observations sur ce sujet, était arrivé aussi à des conclusions analogues. En 1877, dans le service de M. Gallard, dont il était alors l'interne, M. Segond a traité dix malades environ par les injections d'ergotine. Un ou deux cas de cancer n'ont donné aucun résultat. Des hémorrhagies symptomatiques de fibromes ont été diminuées assez longtemps pour faire croire pendant quelque temps à la guérison. Ce sont les métrorrhagies liées à la métrite qui ont été, croyons-nous, le plus souvent traitées de cette façon. Or, dans *aucun cas de cette nature un résultat bien net n'a été observé*. Nous ne pouvons nous étendre en dé-

(1) Communication orale.

tails sur ces différents faits, parce que les observations négatives ne présentant le plus souvent qu'un intérêt médiocre sont rarement conservées. Mais nous tenons à faire remarquer que toutes ces expériences ont été faites avec le plus grand soin, avec des solutions choisies, des doses relativement assez élevées, et que leurs résultats ont été très-attentivement observés.

L'observation suivante offre un exemple bien net d'insuccès des injections d'ergotine dans les cas de métrite interne avec fongosités.

Observation LXXII.

(Due à l'obligeance de M. H. Leroux, interne.)

La nommée Plantin (Augustine), 38 ans, mateiassière, entrée le 20 janvier 1879, salle Sainte-Jeanne, n° 9. (Service de M. Fernet.)

La malade a eu 11 enfants; le dernier il y a dix-huit mois; n'a nourri aucun de ses enfants.

Depuis la dernière couche, les règles sont irrégulières.

Du 15 au 25 décembre, sans qu'il y ait eu traumatisme ni probabilité de fausse couche, la malade perd abondamment des caillots sanguins.

Depuis le 10 janvier, elle a été reprise de ses pertes. En même temps elle a depuis un mois de la dyspepsie, des vomissements bilieux, de la fièvre la nuit, suivie de sueurs, et elle est très-amaigrie.

A son entrée, on la trouve dans un état de cachexie accentuée, fort anémiée; le teint pâle, légèrement jaune paille. Elle a encore des pertes : il sort de gros caillots mêlés à un écoulement liquide de mauvaise odeur.

Au toucher on trouve le col gros, ramolli par points, induré dans d'autres : il semble déchiqueté. On fait le lendemain de l'entrée un tamponnement pendant vingt-quatre heures.

Le 1er février. La malade a une perte considérable qui se renouvelle le lendemain et le surlendemain. Chacun de ces trois jours on fait une injection de 1 gramme d'ergotine d'Yvon, sans arrêter la perte. La malade anémiée a le pouls misérable, filiforme. Il faut recourir au tamponnement, qui reste 48 heures en place. Malgré la suspension des pertes après le tamponnement, la malade s'affaiblit pendant deux semaines, puis elle reprend peu à peu ses forces.

Le 12 mars, à l'examen par le toucher, on trouve le col intact, la lèvre antérieure molle, la postérieure un peu dure. Au spéculum on ne voit pas d'ulcération, pas de bourgeons saillants, quelques fines granulations aux commissures transversales, et le col légèrement entr'ouvert par le spéculum laisse voir quelques petites granulations rouges qui disparaissent quand on retire le spéculum, et sont évidemment situées dans le canal cervical. Un peu de catarrhe utérin.

La malade n'avait pas, comme on l'avait supposé au début, un épithélioma utérin, mais simplement une métrite interne du corps et du col qui a donné lieu à des hémorrhagies foudroyantes.

Observation LXXIII.

(Recueillie dans le service de M. Gallard à la Pitié par M. Segond, interne, et M. Gibon, externe. Résumée (1).

Salle du Rozaire, lit n° 36. Femme âgée de 34 ans, entrée le 8 novembre 1877, est atteinte de métrite interne. Elle a eu trois enfants en neuf ans.

Il y a sept semaines, les règles sont venues avec tant d'abondance que la malade a été forcée de garder le lit.

Les poumons sont sains ; il y a au cœur un souffle anémique. Le ventre est souple. L'utérus est gros, incliné en avant. La cavité est grande (8 centimètres à l'hystéromètre).

9 novembre. On combat les pertes par des bains de siége froids et de la glace sur le ventre. Les pertes s'arrêtent momentanément.

Le 17. On fait dans l'utérus une injection de 8 gr. d'eau tiède suivie d'une injection de perchlorure de fer. Les pertes s'arrêtent.

Le 19. Les pertes continuent malgré une potion avec 2 gr. d'ergotine.

(1) Peton. De l'action physiol. et thérap. de l'ergot.

Le 20. On emploie avec un succès partiel l'extrait de ratanhia et l'infusion de digitale.

1er décembre. Plus de pertes, mais écoulement muco-purulent et douleurs abdominales. Vésicatoire.

Le 12. Réapparition de la métrorrhagie.

10 janvier. Métrorrhagie arrêtée par la glace.

23 février. Douleurs vives dans les reins et dans le ventre. Métrorrhagie.

Le 25. Métrorrhagie continue.

Le 26. Injection au pubis de 15 gouttes de la solution au cinquième. Les pertes cessent dans la nuit.

Le 28. Les pertes n'ont pas reparu.

Injection d'eau tiède puis de perchlorure de fer dans l'utérus.

4 mars. Métrorrhagie. Injection de 15 gouttes de la solution ci-dessus. La perte s'arrête presque instantanément.

Le 5. Commencement de métrorrhagie ; nouvelle injection suivie de succès.

Le 6. Pas d'hémorrhagie.

Cette observation peut être donnée comme un exemple de succès, mais la malade était encore en traitement lorsqu'elle fut publiée. Or, M. Segond nous a dit que la suite n'avait nullement répondu à ce que pouvait faire espérer le début du traitement, et les injections continuées pendant quelque temps ne donnèrent plus aucun résultat.

Observation LXXIV.

(Swiderski.)

Une veuve de 40 ans, mère de 6 enfants, dont le dernier accouchement remontait à deux ans, avait perdu son mari une semaine après cet accouchement et avait depuis lors une maladie utérine contre laquelle les efforts de plusieurs de mes collègues et les miens avaient échoué.

Etat actuel le 28 avril : un léger prolapsus et une rétroflexion assez notable de la matrice ; col béant, sa lèvre antérieure allongée ; un écoulement d'abord verdâtre, de mauvaise odeur et abon-

(1) Hervieu. Etude critique et clinique de l'action du seigle ergoté, 1878.

dant, rendu par le traitement antérieur jaunâtre et moins considérable ; des douleurs lancinantes dans les reins ; des manifestations hystériques variées.

Je fis des injections sous-cutanées d'ergotine ; après la troisième les douleurs lombaires disparurent et avec elles la boule hystérique. L'écoulement jaunâtre cessa. Le volume de la matrice était le même ; seulement sa partie postérieure n'était plus douloureuse à la pression.

Après un certain temps, les manifestations douloureuses reparurent et la malade me pria de recommencer les injections. Le second jour après la dernière apparition des règles, j'injectai de nouveau 0,12 centigrammes d'ergotine et je continuai les injections tous les deux ou trois jours jusqu'à la période menstruelle suivante ; je fis en tout 10 injections. L'effet de chaque injection ne fut pas toujours le même : une fois il y eut de vives douleurs utérines, une autre fois un affaiblissement extrême. Les symptômes douloureux finirent par disparaître comme après la troisième injection et l'examen montra la matrice en très-légère rétroversion, absolument douloureuse, d'un volume très-réduit ; le col s'était refermé ; l'écoulement s'était tari. Les règles devinrent normales.

Le résultat chez cette dame fut des plus satisfaisants.

Enfin nous trouvons dans le travail de M. Peton (1) une observation qui cette fois paraît être bien réellement un succès ; mais l'arrêt de l'hémorrhagie a été long à obtenir dans ce cas qui ne paraît pas d'ailleurs fort défavorable, puisque la maladie n'était pas bien ancienne, et qu'il n'est fait mention ni de fongosités ni ni de granulations.

Observation LXXV.

(M. Terrier) (1).

Mme D..., d'une bonne santé habituelle, a eu un enfant au bout de neuf mois et demi de mariage Le retour des couches a eu lieu

(1) Peton. Loc. cit.

au bout de six semaines, bien que Mme D... allaitât son enfant. Deux mois s'écoulèrent sans que les règles aient reparu, puis celles-ci revinrent un peu tous les mois malgré l'allaitement.

Bientôt Mme D... fut de nouveau enceinte et les règles disparurent pendant trois mois.

A cette époque, une hémorrhagie utérine se traduisit et la malade fit une fausse couche. Cet accident survint au mois d'août 1876.

A partir de cette époque jusqu'au mois de juillet 1877, Mme D... fut toujours souffrante, ses règles se prolongeaient indéfiniment, si bien que dans les premiers temps qui précédèrent mon examen, la malade affaiblie était obligée de rester couchée; l'écoulement sanguin, quoique peu abondant, était presque constant, et Mme D... ne savait plus exactement l'époque d'apparition des menstrues.

Le 15 juillet 1877, je vis la malade pour la première fois et ne pus pratiquer un examen complet; toutefois, le palper abdominal me fit reconnaître l'existence d'un utérus volumineux et douloureux à la pression. Une première injection sous-cutanée d'ergotine fut pratiquée dans le tissu cellulaire de la paroi abdominale antérieure, et dès le lendemain l'écoulement sanguin fut notablement diminué. Les injections faites par le mari de Mme D... furent continuées régulièrement pendant huit jours, au bout desquels je pus examiner complétement la malade.

L'écoulement sanguin était presque nul; l'utérus volumineux, douloureux, mais très-mobile, présentait un col ramolli et entr'ouvert. Rien du côté des annexes de la matrice.

On continua les injections jusqu'à la fin de juillet et la malade garda le lit pendant tout ce temps.

Au commencement d'août, l'écoulement sanguin était absolument nul, et le 5 août Mme D... put se lever et vaquer quelques jours après aux soins de son ménage.

Un traitement tonique et le séjour à la campagne achevèrent la guérison de la malade; ses règles revinrent le 25 août, le 25 septembre, le 25 octobre et le 23 novembre, d'une façon très-normale, et depuis Mme D... jouit d'une excellente santé.

TROISIÈME PARTIE

Après nous être rendu compte des services que peuvent rendre les injections d'ergotine dans les hémorrhagies des petits vaisseaux, voyons quels sont les accidents qu'on peut leur attribuer et qui pourraient en faire redouter l'emploi. Ces accidents, croyons-nous, peuvent se ramener à trois chefs : *la douleur*, *l'inflammation locale*, *l'intoxication générale.*

I. Douleur.

La douleur peut dépendre de trois causes : 1° la piqûre elle-même, 2° l'injection, 3° l'irritation qui suit l'injection.

Nous ne nous arrêterons pas à la première ; on sait combien est passagère et peu vive la douleur causée par la piqûre d'une aiguille de seringue de Pravaz, quand elle est bien affilée, et que cette piqûre est faite adroitement, cet inconvénient ne mérite donc pas d'être pris en sérieuse considération.

Quant à l'injection elle-même, on lui a reproché d'être fort douloureuse, mais est-ce à juste titre ? Cette douleur est-elle plus vive avec la solution d'ergotine qu'avec un autre liquide ? Ne tient-elle pas quand elle existe au mauvais choix de la région et à l'insuffisance du temps employé à chasser l'injection ? Nous avons bien souvent questionné les malades à qui nous avons pratiqué les injections d'ergotine, et ils nous ont toujours répondu que le temps de l'injection était moins douloureux que celui de la piqûre.

Or nous avons toujours eu soin de pratiquer cette dernière avec les précautions d'usage et nous n'avons jamais vu les malades paraître souffrir notablement.

La douleur qui suit l'injection a été très-diversement appréciée. Suivant les uns elle serait extrême et vive et très-persistante, mais suivant le plus grand nombre cette douleur se calmerait bientôt et ne serait jamais bien accentuée.

M. C. Paul, qui a pratiqué ou fait faire dans son service une quantité fort considérable de ces injections, n'a jamais noté de phénomènes bien douloureux.

Dans les injections que nous avons pratiquées nous-même sous sa direction, nous avons cependant remarqué quelques différences qui nous ont paru être en rapport avec les solutions employées. Celles-ci nous ont paru causer d'autant moins de douleur qu'elles étaient plus liquides et mieux décolorées.

Les observations que nous avons rapportées signalent rarement une douleur bien notable à la suite des injections faites avec ces dernières solutions. Si nous voyons quelquefois relater cette particularité, nous voyons que ces cas se rapportent généralement à des injections faites avec des solutions concentrées et à des époques où l'on ne connaissait pas bien encore les meilleures formules de solution.

II. Inflammation locale.

a. *Induration.* — Un très-léger accident que nous croyons pouvoir rapporter à un très-léger degré d'inflammation est rapporté dans un très-grand nombre d'observations: c'est une très-légère induration qui, après avoir persisté de un à plusieurs jours, ne tarde pas à disparaître spontanément. Ces indurations qui ne présentent d'ailleurs aucun inconvénient, sont rarement mentionnées dans les cas où l'on s'est servi de solutions clarifiées. Pour nous, nous n'avons jamais constaté ce phénomène d'une façon appréciable avec ces mêmes solutions. Nous le voyons au contraire indiqué d'une façon presque constante lorsqu'il s'agit d'injections faites avec les premières solutions employées.

b. *Rougeur.* — Une légère rougeur qui paraît d'ailleurs assez passagère est encore assez souvent notée dans les observations qui remontent à plus de deux ou trois ans. Drasche note cette rougeur comme presque constante et dit qu'elle apparaît presque immédiatement après les injections et est proportionnelle à la dose injectée (1).

c. *Abcès.* — Cet accident, beaucoup plus sérieux que les précédents, a été pendant longtemps une objection grave contre la méthode des injections hypodermiques d'ergotine, et la crainte de cette complication a retenu bien souvent les médecins qui auraient désiré expérimenter ce traitement. Ces craintes étaient pourtant bien exagérées, car cet accident a été toujours fort rare relativement au nombre des injections..

Hildebrandt n'a observé que trois fois des abcès sur mille injections pratiquées par lui, il avait soin seulement de faire pénétrer profondément l'aiguille (2). Drasche qui mentionne la douleur, la rougeur et l'induration n'a pas observé de suppuration (3). Byford, à propos d'une statisti-

(1) Schmidt's Jahrbucher, 1874, t. II, p. 212 et suiv.
(2) Schmidt's Jahrbucher, 1876, t. II, p. 51.
(3) Loc. cit.

que très-favorable à la méthode du traitement des fibromes, notamment au point de vue des hémorrhagies, parle de cette complication comme d'un accident fréquent et sérieux, mais on doit remarquer que la solution dont il parle est remarquablement concentrée. La dose est de vingt gouttes d'extrait solide de Squibb (identique probablement avec l'ergotine Bonjean) dissout dans une égale quantité d'eau (1). Toutes les observations que nous avons reproduites précédemment montrent également que dans les cas où il s'est formé des abcès, ces accidents sont survenus alors seulement que les solutions étaient trop concentrées. Dans les cas d'injections faites avec des solutions bien choisies il n'est pas fait mention de ces accidents. Nous avons vu cependant que ces injections ont été pratiquées dans des régions où se développent facilement les accidents inflammatoires, à la face dans l'épistaxis, au scrotum dans des cas de varicocèle (2). Ce ne sont donc pas les injections d'ergotine elles-mêmes qu'il faut incriminer, mais leur mauvaise préparation.

d. *Eschares.* — Cet accident qui est toujours de fort peu d'importance, à cause de la petitesse de la lésion, paraît surtout dû, sinon exclusivement à la manière vicieuse dont est faite la piqûre ; nous le voyons rarement mentionné par ceux qui ont fait un grand nombre d'injections, tandis qu'il se reproduit quelquefois à plusieurs reprises chez le même malade et par conséquent, entre les mêmes mains. L'exemple suivant qui est rapporté à la suite d'une observation de M. Terrier que nous avons reproduite plus haut en est la preuve :

(1) Revue des sciences médicales, t. VII, 1776.
(2) Alm. di Terapie, 1874.

Observation (suite).

.....Ne pouvant voir Mme D... tous les jours, j'avais confié à son mari le soin de pratiquer les injections d'ergotine ; or, celui-ci ne pénétrant pas toujours jusque dans le tissu cellulaire sous-cutané, il en était résulté un certain nombre de petite eschares entassées qui furent quelque temps à s'éliminer. Dès que j'eus indiqué à M. D... la faute qu'il commettait, il n'y eut plus d'accidents locaux.

Peut-être pourrait-on encore incriminer dans certains cas la trop grande concentration de la solution, mais ce qui est certain c'est que cet accident n'est jamais mentionné dans les cas où l'injection a été bien faite et avec une solution convenable.

e. *Phlébite.* — Une complication beaucoup plus grave que les précédentes est la phlébite, mais comme nous n'en avons trouvé que deux cas et que ces deux cas sont rapportés par le même observateur, et chez la même malade, il est tout naturel de penser que c'est encore à un vice dans le procédé d'administration du médicament qu'il faut attribuer cette accident.

Observation (LXXVI) P. Allen (1) (résumée).

P. Allen se servait d'une *solution d'extrait solide de Squibb (analogue à l'ergotine) mélangé avec une égale quantité d'eau ou de glycérine* dans un cas de fibrome avec métrorrhagies profuses. Au bout de 15 jours les règles étaient re-

(1) Revue des sciences médicales, t. VII, 1876.

devenues normales. A la trentième injection se développa une inflammation considérable des parois abdominales et les veines superficielles des hanches et des cuisses étaient rouges, indurées en forme de cordons durs. Suppression du traitement, mais la malade ne fut bien guérie de cet accident que trois mois après. Au bout d'un an les métrorrhagies étaient revenues. On recommença le traitement avec le même résultat, mais il se produisit une nouvelle phlébite.

Choix de la solution.

Le choix de la solution présente une grande importance puisque c'est de la nature de cette solution que dépendent surtout les accidents. Un grand nombre de formules ont été proposées. Celle qu'employait Drasche était d'abord :

Ergotine de la pharmacopée autrichienne. 0,60 cent.
Eau distillée. 2,75

Puis pour éviter la moisissure il remplaça l'eau distillée par une double quantité de glycérine (1).

Hildebrandt se servait de la solution suivante (2) :

Ergotine. 2
Eau 15
Glycérine 2

Nous avons parlé d'autres solutions beaucoup plus concentrées, notamment de celle qui a été employée en Amé-

(1) Schmidt's Jahrbucher, 1874, Bd. 164.
(2) Bulletin général de thérapeutique (M. le Dr C. Paul), 30 octobre 1877.

rique par Byford et P. Allen, nous avons vu ses dangers, nous n'y revenons donc pas.

M. Moutard Martin a employé une solution ainsi formulée :

Ergotine	2
Eau.	15
Glycérine.	15

Cette solution adoptée par M. C. Paul et par un grand nombre de médecins a toujours donné d'excellents résultats, se conserve longtemps, et ne provoque pas d'accidents inflammatoires appréciables (1) ; 1 gramme de cette solution renferme 0,666 milligrammes d'ergot et équivaut à 0,50 d'ergot.

M. Bucquoy (2) emploie une solution au même titre, mais il remplace l'eau par la glycérine, ce mélange ne lui a donné que des résultats favorables.

M. Dujardin Baumetz emploie une solution ainsi composée :

Extrait d'ergot d'Yvon. .	1,20
Eau.	8,80

Cette solution serait juste deux fois plus forte que les précédentes en admettant que l'extrait aqueux d'Yvon ne fùt pas plus actif que l'ergotine des hôpitaux (3).

Depuis quelque temps, on a cherché à remplacer la glycérine par une substance capable de s'opposer à l'altération de l'ergotine, sans occuper un aussi grand volume. Parmi ces substances l'acide salicylique paraît donner les meilleurs résultats.

(1) Bulletin général de thérapeutique, etc.
(2) Ibid.
(3) Ibid.

C'est cette substance que M. Yvon a substitué à la glycérine dans la solution qui porte son nom (1).

Cette solution liquide et transparente dont il indique le mode de préparation dans son Traité de l'art de formuler, présente le double avantage de l'innocuité, et d'un dosage commode. Chaque gramme de solution correspond à 1 gramme d'ergot. Ses propriétés stimulantes de l'utérus et ecboliques ont été expérimentées à Alfort sur des chiennes et avec succès.

Les observations que nous avons rapportées et dont un grand nombre ont trait à des injections faites à cette solution témoignent de son innocuité généralement reconnue.

III. Accidents généraux.

Dans toutes les observations qui ont précédé, observations dans lesquelles nous voyons souvent les injections pratiquées pendant un temps fort long, nous ne voyons pour ainsi dire pas de retentissement de l'action de l'ergotine sur les principales fonctions de l'organisme et il est bien rare que le traitement par les injections d'ergotine, quelque prolongé qu'il soit, soit entravé par des phénomènes d'intolérance.

Hildebrandt qui a fait sur les mêmes malades un nombre considérable d'injections, n'a constaté que deux fois des symptômes d'intoxication bien accentués (2). Ceux-ci consistaient en des contractures douloureuses dans la cuisse, une démarche incertaine et un léger vertige. Ils apparurent dans un cas après la 8e injection, dans le second après la

(1) Journal de thérapeutique, 1877, p. 252. Société de thérapeutique.
(2) Schmidt's Jahrbucher, 1876, t. II, p. 51.

195°. Les symptômes cessent aussitôt après la cessation du traitement. Pourtant, dans d'autres circonstances, une certaine action accumulatrice a été observée (1), et des contractures vives et durables ont persisté dans un cas pendant plus de deux mois. Ce dernier fait serait peut-être en rapport avec l'impressionnabilité plus grande que semblent présenter souvent les sujets qui ont été soumis à l'action de l'ergot une première fois.

Klenwachter (de Prague) a observé après la 9° injection des phénomènes d'intoxication assez marqués. Sommeil profond, température abaissée, accélération considérable du pouls (2).

Les remarques de Drasche sont particulièrement intéressantes en ce qu'elles ont été faites sur un organisme sain (3). Ses observations qui portent sur plusieurs sujets jeunes et bien portants font constater les modifications suivantes.

Le pouls fut ralenti de 4 à 6 pulsations, immédiatement après l'injection. Les tracés sphygmographiques indiquent un resserrement concomitant des artères, la température s'éleva très-légèrement, la respiration resta normale, aucune influence ne s'est manifestée dans la quantité de la sécrétion urinaire.

L'appétit, la digestion, le sommeil, ne furent pas troublés quoique, après des injections plusieurs fois répétées, le sujet se soit plaint de chaleur intérieure.

Ces phénomènes sont variables et assez inconstants, puisqu'ils apparaissent quelquefois après un nombre de doses relativement considérables, et manquent le plus sou-

(1) Ibid.
(2) Ibid.
(3) Schmidt's Jahrbucher, Bd 164, 1874.

vent après un traitement très-long. Ils semblent aussi varier notablement dans leur nature suivant les differents cas; mais nous le voyons, ils n'apparaissent jamais avec une grande intensité, et leurs caractères ne présentent jamais rien de bien effrayant.

D'ailleurs la facilité avec laquelle leurs effets disparaissent par la simple suppression de la cause qui les a produits les rend bien faciles à éviter. Ils ne sauraient donc constituer une contre-indication sérieuse au traitement des hémorrhagies par les injections d'ergotine, à moins qu'il ne s'agisse de cas exceptionnels, et c'est encore la légère douleur que produisent les injections d'ergotine qui demeurera contre elles la plus grave objection.

CONCLUSIONS.

Les injections d'ergotine agissent sur les hémorrhagies en faisant contracter les fibres lisses de ces vaisseaux, ou celles des organes qui les renferment.

Elles paraissent agir localement, sur le point où l'ergotine est en contact avec les tissus, mais cette action ne paraît pas être indépendante de l'influence du système nerveux.

La contraction des fibres lisses vasculaires agit surtout en modifiant la tension du sang ; la contraction des fibres des organes qui les contiennent agissent surtout en effaçant leur calibre, en les comprimant.

Les injections d'ergotine paraissent agir efficacement, même dans les hémorrhagies des organes dénués de fibres lisses, ou en présentant peu dans leur structure. L'épistaxis, les hémorrhagies gastro-intestinales et surtout l'hémoptisie, paraissent subir une influence très-favorable de ce traitement.

Les hémorrhagies des organes où les fibres lisses dominent, c'est-à-dire les métrorrhagies sont presque constamment guéries ou améliorées par les injections d'ergotine.

Leur influence est surtout manifeste dans l'état de gravidité de l'utérus, ou dans les états qui s'en rapprochent (moles, fibromes intra-utérins). Elle est encore très-énergique toutes les fois que la fibre musculaire de l'organe est saine, alors même qu'une portion de l'organe est déjà détruite (cancer). Dans les cas de métrite et surtout de fongosités, leur influence est presque nulle.

Les injections d'ergotine ne donnent lieu à aucun accident lorsqu'elles sont faites avec soin et avec une solution bien choisie.

Paris. — A. PARENT, imprimeur de la Faculté de Médecine, rue M.-le-Prince, 29-31.

NOUVELLES PUBLICATIONS DE LA LIBRAIRIE V. ADRIEN DELAHAYE ET Cie

Paris. — Typ. A. Parent, imp. de la Faculté de médecine rue M.-le-Prince, 29-31.

www.ingramcontent.com/pod-product-compliance
Ingram Content Group UK Ltd.
Pitfield, Milton Keynes, MK11 3LW, UK
UKHW020150220726
13923UKWH00001B/462